〔圖解版〕

鍛鍊體幹的正確知識

體能訓練師
中野·詹姆士·修一 著

晨星出版

〔圖解版〕鍛鍊體幹的正確知識

前言

「體幹」一詞大約從10年前在日本開始爲人所知。「鍛鍊體幹」的英文是「Core training」，翻譯成中文是核心訓練。聽到核心訓練這4個字，或許有人會以爲這好像是某種特殊的新型訓練方法。其實從核心訓練一詞出現之前，已經有人針對「如何鍛鍊肌肉以保護腰椎」「鍛鍊腹部肌群」「如何鍛鍊肌肉，以達到改善身體穩定與平衡」進行研究。所以，如果聽到有人以爲核心訓練是一種特殊的訓練方法，我反而會覺得有點錯愕。事實上，從避免腰痛，或者如何擁有平坦小腹的訓練肌肉方法，即可看出端倪。因爲這些方法的關鍵字一定包含體幹這兩個字。由此可見核心訓練並不是什麼特別的訓練方法。或許有些人看到這會覺得有點失望，但核心訓練其實是一種行之有年的傳統訓練方法。

但是話說回來，所謂的核心訓練，其內容博大精深，平常已有健身習慣的朋友，如果想加強自己的運動表現，光是訓練腹部的肌群還不夠，讓腳、骨盆、豎脊肌等部位的肌肉保持穩定也很重要。另外，如果是銀髮族的朋友想要讓身體保持穩定，也不可忽略如何維持腦部機能。因爲當腦部機能減退，即使練出一身結實的肌肉，還是有可能因失去重心而跌倒。也因爲我想要涵蓋各個

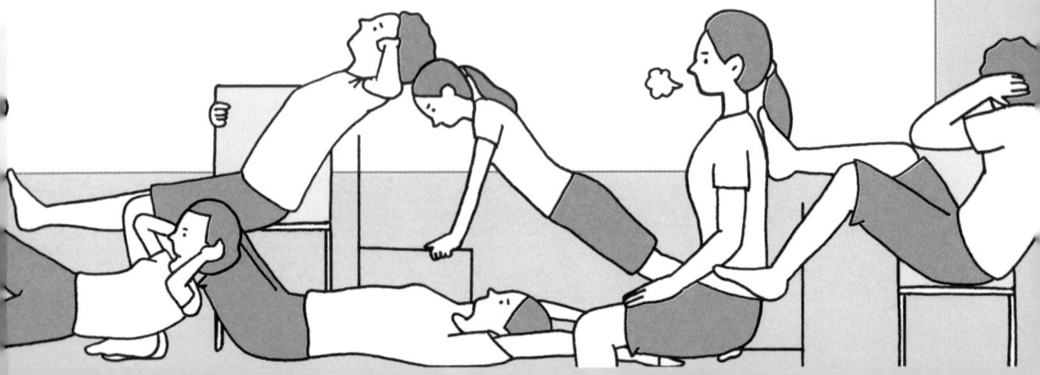

族群的需求，所以本書的篇幅不斷追加，變得愈來愈有分量。

本書把重點放在如何解決許多人共通的兩大煩惱的訓練方法：一是腰痛、二是小腹太大。爲了改善腰痛，光是鍛鍊腹橫肌還不夠。腰痛的原因不只一種，柔軟度不佳、心理方面的影響、婦科疾病等都是可能造成疼痛的原因。另外，如果不想辦法減輕肚子的「內容物」，想要擁有平坦的小腹只是天方夜譚。所謂的內容物，就是內臟脂肪。如果想減少內臟脂肪，必須透過有氧運動、增加下半身的肌肉量以提升基礎代謝率。另外，控制熱量的攝取也是很重要的一環。總之，在各種要素必須相輔相成的情況下，若有人在看完本書以後，起心動念，開始付諸行動，那就再好不過了。

本書也會介紹各種健身動作的變化式，想必在進行核心訓練時能夠派上用場。等到各位把本書介紹的方法做到得心應手的程度，相信屆時已經擁有傲人的平坦小腹，而且腰痛的困擾也老早獲得改善。不僅如此，我想也有不少人希望能打造更好的體態，擁有健康的體質。最後也期望各位早日把拉筋和肌力訓練當作日常生活的一部分，養成運動的好習慣。

中野・詹姆士・修一

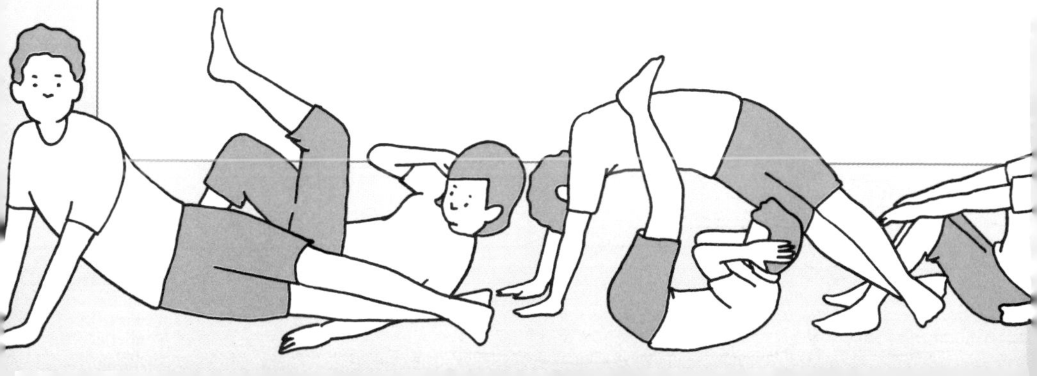

PROLOGUE

增加體幹的肌肉量，打造不會歪斜的身體

這幾年，「核心訓練」蔚為風潮，吸引了各個族群的朋友加入。許多頂尖運動員都會把核心訓練加入自己的訓練菜單也成為眾所皆知的事。

正如各位所知，市面上有關核心訓練的書籍已不知凡幾。

我開始從事體能訓練師的工作大約是30年前。打從一開始，我便不斷強調核心訓練的重要性。所以看到現在有很多人對核心訓練產生興趣，當然覺得很欣慰，也認為這是很正面的風氣。

事實上，鍛鍊核心可謂好處多多。舉例而言，除了預防肩膀僵硬和腰痛，也有預防跌倒的效果。另外，訓練核心肌群也能夠把腹部肌肉練得更緊實。

核心訓練≠腹肌運動

但是，正如「人紅是非多」這句俗諺所言，雖然鍛鍊核心的人愈來愈多，但是對它產生誤解和操作方式錯誤的情況層出不窮，卻也是不爭的事實。

舉例而言，在各種常見於核心訓練的誤解當中，最具代表性之一的就是核心訓練＝腹肌運動。

這點或許可以歸咎於一般大衆對有在練核心訓練的專業運動員抱持著刻板印象，認爲他們都擁有凹凸有致的腹肌（正確名稱是腹直肌），所以我確實看過很多人努力做腹肌運動。

但是，腹肌運動和核心訓練並沒有太大的關係（詳情會在書中說明）。另外，相信只要勤做腹肌運動就能擁有平坦小腹的人似乎不在少數，但這也是一個嚴重的誤解。

看到這裡，說不定有些人會覺得難以置信：「什麼！我以爲練腹肌可以消小腹才每天都很做得那麼認眞……」。雖然很遺憾事實就是如此，練腹肌不代表就能消小腹，但只要掌握腹部肌群的構造，就不難掌握其來龍去脈了。

本書除了要消除各位對核心訓練的各種誤解，傳遞有關體幹的正確知識，也會以具體的方式解說幾種核心訓練的方式。

另外，本書也會針對許多人都很有興趣的如何預防「突出的小腹」和「腰痛」的方法進行說明，同時爲各位釐清這兩者與體幹之間的關係。

本書除了要消除各位對核心訓練的各種誤解，傳遞有關體幹的正確知識，也會以具體的方式解說幾種核心訓練的方式。

另外，本書也會針對許多人都很有興趣的如何預防「突出的小腹」和「腰痛」的方法進行說明。同時爲各位釐清這兩者與體幹之間的關係。

如何打造逆轉衰老的體能

身爲體能訓練師的我，主要職責就是針對衆多客戶的需求，透過指導達到體態雕塑、提升運動表現的目的。

另外，透過講座和演講等場合，有時候我也會見到一些想要維持健康體態的朋友，與他們當面交流。

我想，希望盡可能延緩因年齡增長造成的體力衰退，打造充滿青春活力的體魄，就是這些朋友的共同願望吧。

爲了一些平常缺乏運動，但是又很想瘦身或增加體力的人，我在2013年寫了《只要增加下半身的肌肉，就「不會發胖」「不容易疲勞」》，並在2019年出版了圖解版。

我在安排訓練計畫時，最重視的就是如何增加下半身的肌肉量。

下半身的肌肉之所以如此重要，理由在於一旦下半身的肌力衰退，走路就會變得愈來愈吃力，連帶影響生活自主性。

值得慶幸的是，本書推出後受到衆多讀者的熱烈支持，身爲作者的我，也感到受寵若驚。

鍛鍊的順序是下半身→上半身→體幹

等到下半身的肌肉增加，人當然會把焦點轉移到上半身的肌肉。

事實上，有不少讀了《下半身〜》的讀者也在敲碗，不斷詢問：

「上半身的肌肉可以不必鍛鍊嗎？」

「該怎麼鍛鍊上半身的肌肉呢？」

當然，重要的絕對不只是下半身的肌肉。對上半身的肌肉置之不理，肌力自然會逐漸衰退。上半身的肌肉量一旦減少，姿勢偏差不良的情況會變得愈來愈嚴重，造成駝背、肩膀僵硬等問題。

那麼，爲了預防上述症狀產生，我們該如何鍛鍊上半身的肌肉呢？針對這個主題，我在2014年也發表了這個系列作的第2本書，書名是《只要增加上半身的肌肉，就「不會肩膀僵硬」「不會駝背」》。

但是話說回來，想要打造健康的身體，並不是把上半身和下半身的肌肉鍛鍊好就夠了。

就我身爲體能訓練師的專業角度來看，我建議各位首先要鍛鍊下半身的肌肉，接著是上半身，最後是體幹的肌肉。

如同前述，目前有很多廣爲流傳，有關核心訓練的資訊都不正確。讓我不禁擔心，如果沒有人出來澄清，「做了核心訓練也沒有效果」→「做核心訓練毫無意義」的認知可能會就此定型。

因此，這次推出的第3本系列作《鍛鍊體幹的正確知識》，是我基於讀者已讀過之前的兩本系列作，接下來打算挑戰核心訓練的前提所寫的。

不過，我相信也有不少手邊有這本書的讀者，抱著「只是想知道到底什麼是核心訓練」的想法，所以透過內容的編排，我想即使只讀本書，也足以掌握如何打造健康體態的方法。

若本書能爲各位發揮一些參考價值，身爲作者的我將感到十分欣慰。

中野・詹姆士・修一

CONTENTS

〔圖解版〕
鍛鍊體幹
的正確知識

PART 3 透過鍛鍊體幹，讓小腹消下去①

PART 4 透過鍛鍊體幹，讓小腹消下去②

PART 5 透過飲食提升鍛鍊體幹的效果

鍛鍊內核心肌群＋外核心肌群

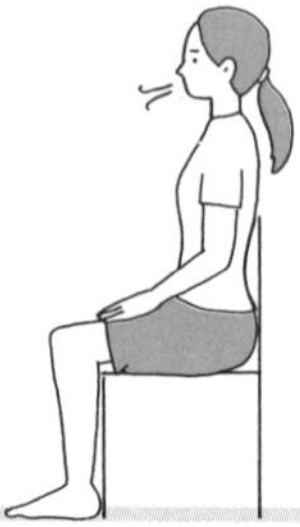

內核心肌群

針對在腹部肌群中，位於最深層的「腹橫肌」進行鍛練。呼吸時要特別意識到不要只依賴縱向的腹直肌出力。

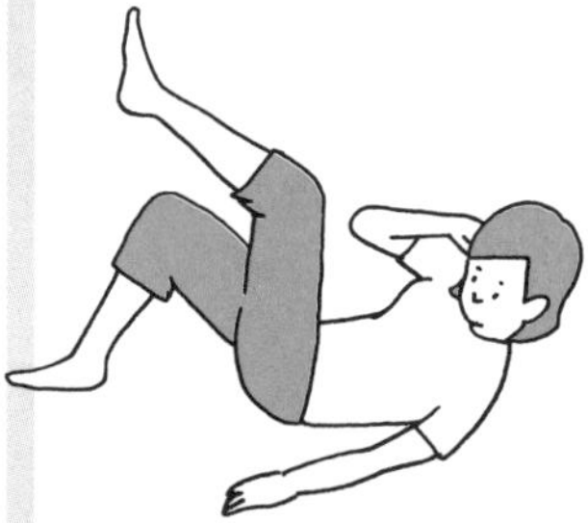

外核心肌群

藉由縱向肌肉「腹直肌」用力抬起上半身，並透過「腹斜肌群」緊實側腹，最後再鍛鍊屬於深層肌的「腹橫肌」打造天然束腰。
從Level 1做起，等到行有餘力，能夠輕鬆做完整套健身菜單，再進階到下一個階段。

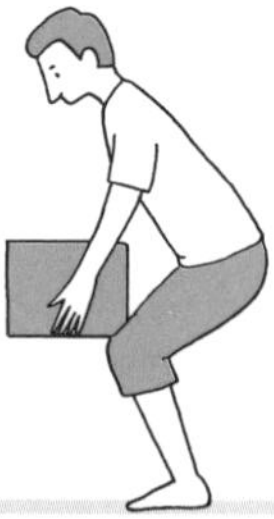

日常姿勢

介紹為了避免腰痛產生的身體活動方式、矯正錯誤姿勢的站立方法、如何讓小腹變得平坦的習慣。

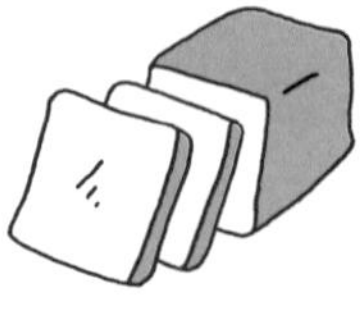

飲食

透過飲食，也能達到消小腹、預防腰痛的目的，還能提高體幹的力量。

PART 1

鍛鍊體幹，找回身體的最初設定

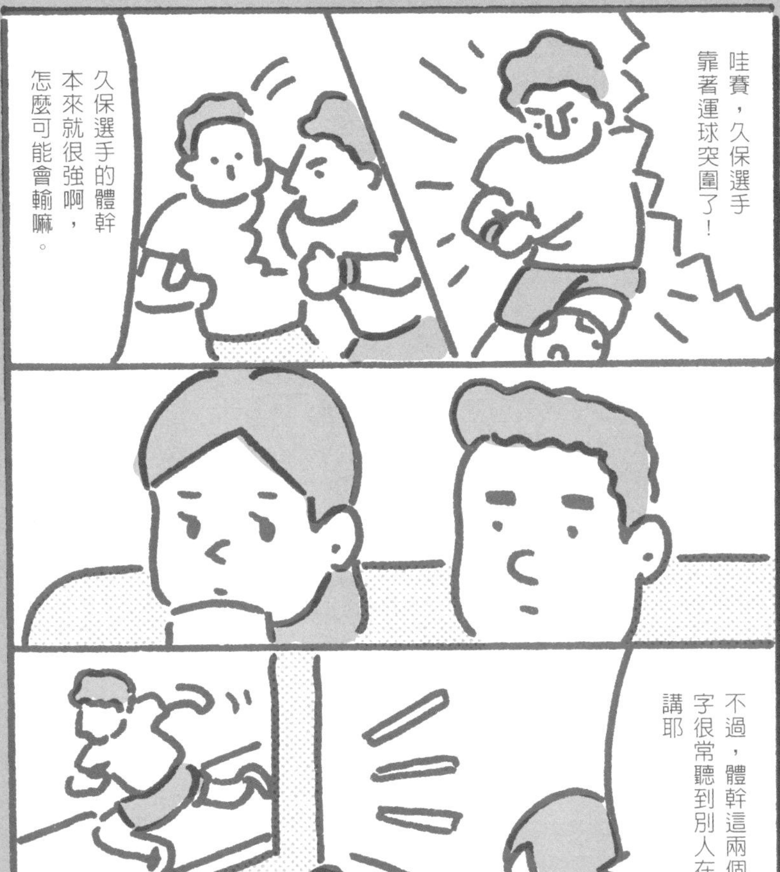
哇賽，久保選手靠著運球突圍了！
久保選手的體幹本來就很強啊，怎麼可能會輸嘛。
不過，體幹這兩個字很常聽到別人在講耶

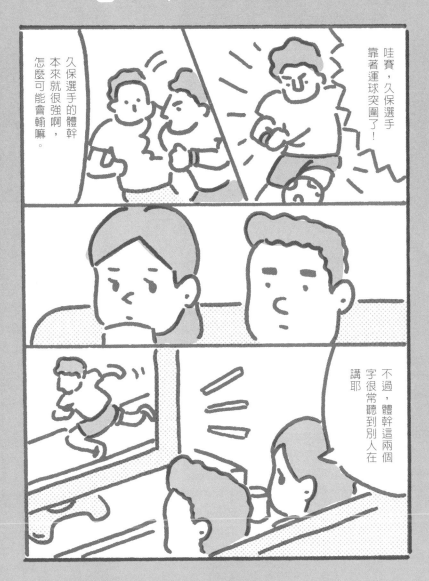

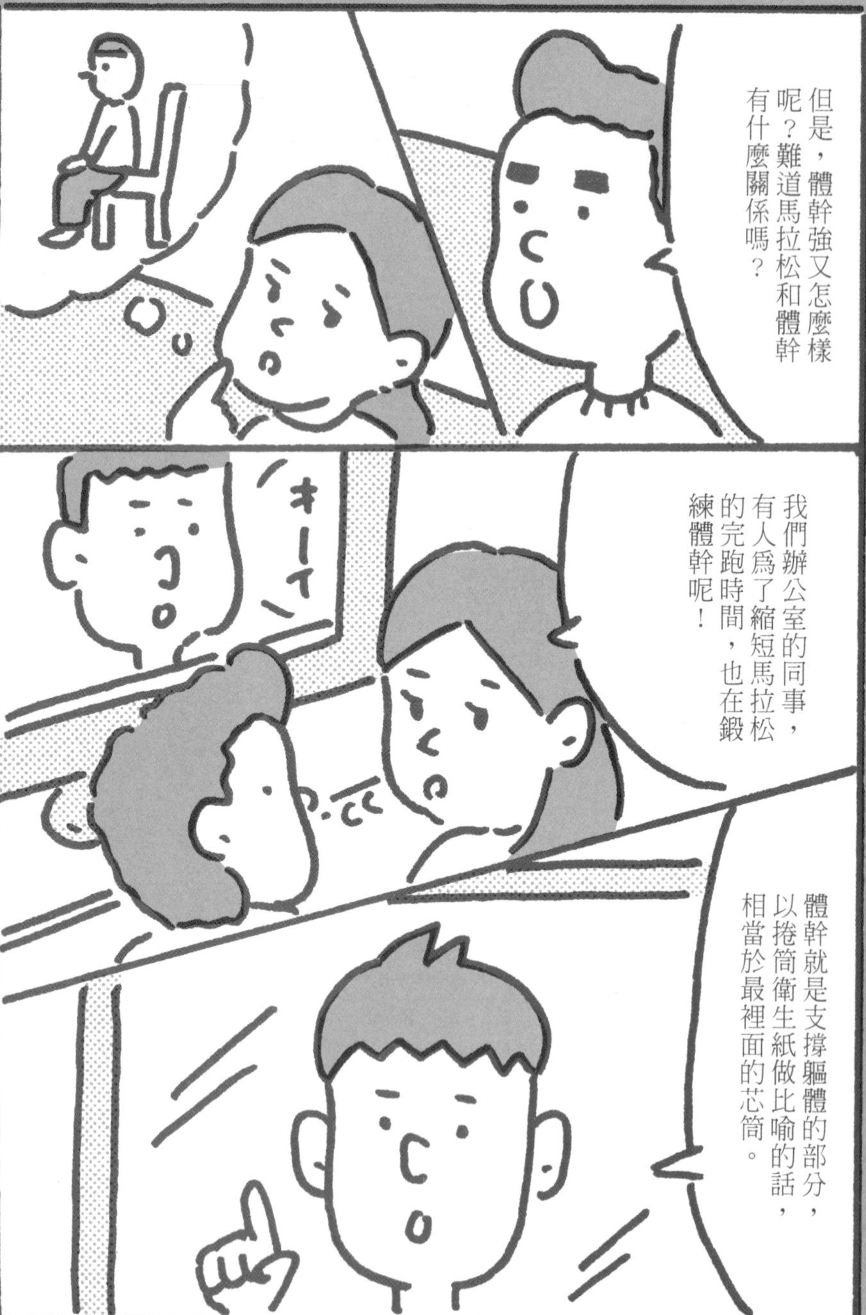
但是，體幹強又怎麼樣呢？難道馬拉松和體幹有什麼關係嗎？
我們辦公室的同事，有人爲了縮短馬拉松的完跑時間，也在鍛練體幹呢！
キーイ
體幹就是支撐軀體的部分，以捲筒衛生紙做比喻的話，相當於最裡面的芯筒。

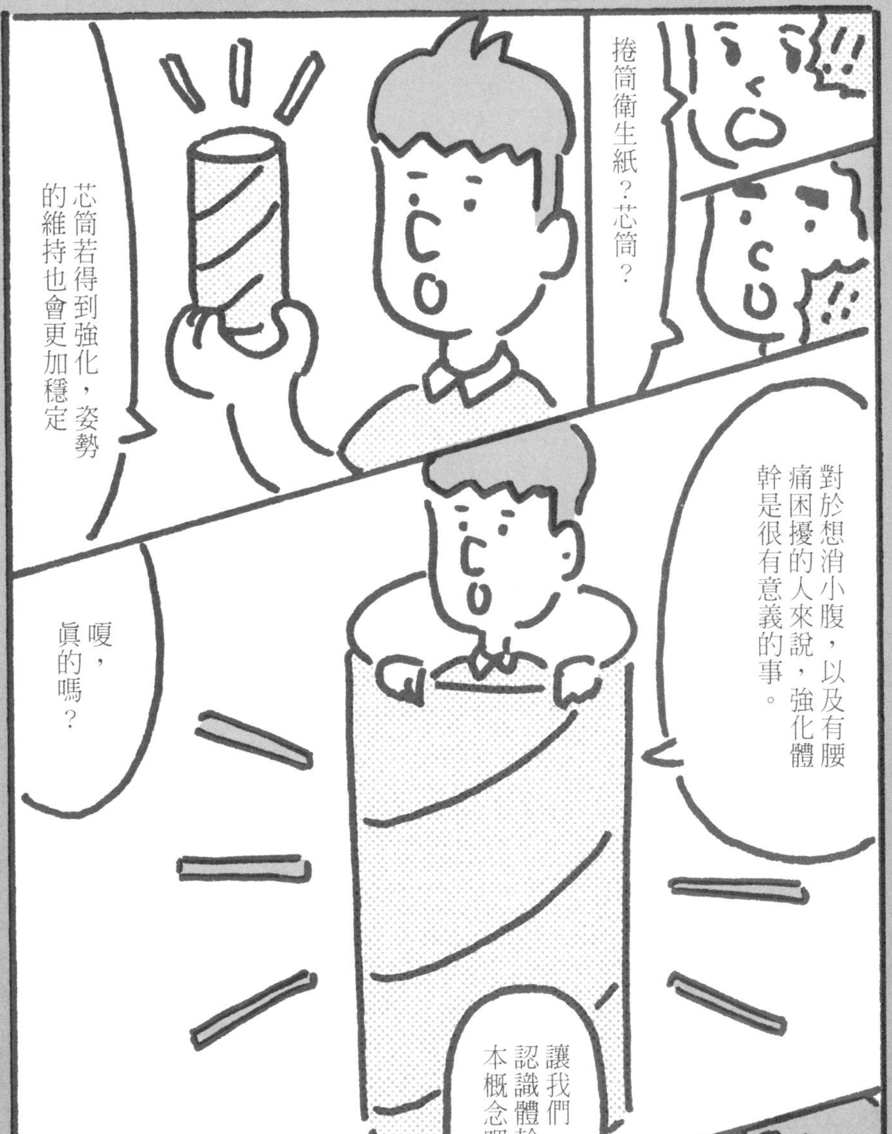
捲筒衛生紙？芯筒？
芯筒若得到強化，姿勢的維持也會更加穩定
對於想消小腹，以及有腰痛困擾的人來說，強化體幹是很有意義的事。
嗄，眞的嗎？
讓我們一起來認識體幹的基本概念吧！

讓身體保持穩定的內核心肌群

體幹的作用是支撐軀體，若以捲筒衛生紙來比喻，相當於最深層的芯筒。軀體如果有厚實的芯筒支撐，即使猛力跳躍，著地時芯筒也不會震壞，自然也不必擔心身體的姿勢會走樣或跌倒。
相反地，如果支撐軀體的芯筒像衛生紙一樣，一泡水就發軟，絕對經不起猛力一跳，很可能一震就壞。當然，身體姿勢走樣或跌倒等令人憂心的情況就很可能發生了。

只要鍛鍊體幹，身體就會穩如泰山

不僅限於足球和室內足球，幾乎所有的運動項目都很常運用單腳站立，進行容易失去身體重心的動作，所以體幹很重要可說是所有運動的共通點。

即使像游泳這種不需要站在地面上的運動也不例外。泳者爲了在水中保持平衡，體幹的強弱也是極具關鍵性的因素之一。

持續強化體幹的頂尖游泳選手，身體的重心都很穩定，即使面對水中的阻力，也只要耗費些許力氣就能產生很大的力量和速度。相對地，核心弱的人，因爲無法產生強大的推動力，自然無法縮短完賽時間。爲了解決力氣不足的問題，選手以往把重點擺在如何強化手臂和腿部的肌力，問題是這兩個部位的肌肉量一旦增加，身體也會跟著變重，增加浮在水中的困難度，所以還是無法如願縮短完賽時間。

只要體幹保持穩定，就能夠維持身體的平衡感，預防因跌倒而受傷。而且也無需過度針對個別的肌肉進行訓練，一樣能提升競技實力。另外，只要體幹維持穩定，不論是跑步還是健走，頭部的位置也不會出現偏移。

擔任內勤工作、長期久坐的人，也有必要

強化體幹。因爲久坐對腰部會造成負擔。若能強化體幹的肌肉，就像給腰部穿上天然的束腰，減輕腰部的負擔。另外，我也很推薦想維持體型，或者希望小腹不要再日益壯大的人，加入鍛鍊體幹的行列。

體幹到底在哪裡？

人的肋骨在進化的過程中，數量變得愈來愈少。理由是爲了確保動作的自由。不論是打球或者跳舞，我們的身體之所以能夠隨意地朝各個方向扭轉，都要拜肋骨只長到胸部爲止所賜。

肌肉的功能除了確保動作的自由度，也身負保護內臟的重任。肋骨與骨盆之間的空洞，存在著統稱爲「腹部肌群」的各種肌肉，包覆著內臟，提供保護作用。一般而言，體幹也被稱爲核心肌群。

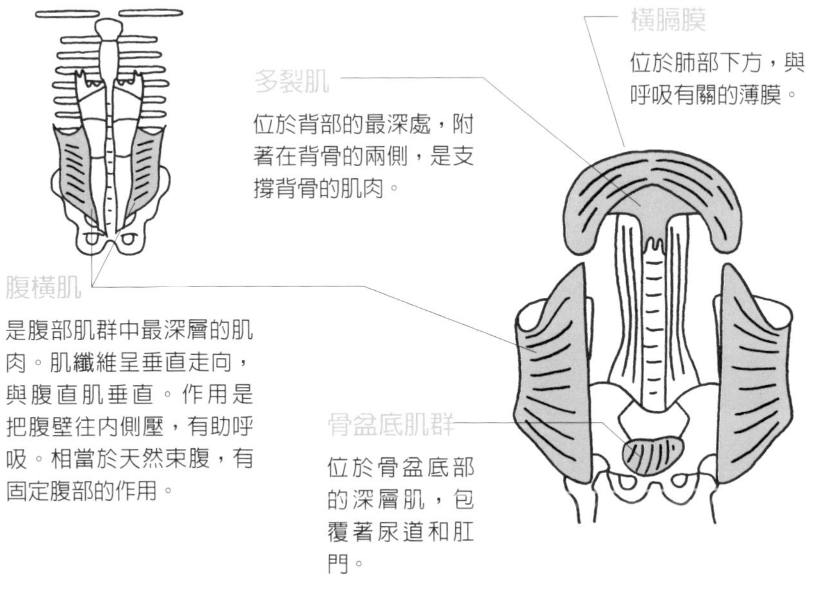
橫膈膜
位於肺部下方，與呼吸有關的薄膜。
多裂肌
位於背部的最深處，附著在背骨的兩側，是支撐背骨的肌肉。
腹橫肌
是腹部肌群中最深層的肌肉。肌纖維呈垂直走向，與腹直肌垂直。作用是把腹壁往內側壓，有助呼吸。相當於天然束腹，有固定腹部的作用。
骨盆底肌群
位於骨盆底部的深層肌，包覆著尿道和肛門。

讓身體保持穩定的外核心肌群

前面已經提到，體幹=核心肌群，而核心肌群又可分為「內核心」和「外核心」兩大類。外核心肌群由腹直肌、腹外斜肌、背闊肌所組成。只有內核心肌群並不夠，還要加上外核心肌群才是完整的體幹。

「內核心＝箱子」與「外核心＝黏土」合體為核心肌群

前面提到的橫膈膜、多裂肌、腹橫肌、骨盆底肌群在核心肌群中屬於內核心肌群。

至於內核心肌群與外核心肌群的差異爲何，請各位只要把內核心肌群想像成箱子，而外核心肌群就是用來固定箱子四周的黏土就可以了。

若以捲筒衛生紙的芯筒當作比喻，各位可以在腦中想像著爲了強化相當於芯筒的內核心，用黏土鞏固其周圍的樣子。

構成外核心肌群的有**腹直肌**、**腹外斜肌**、**背闊肌**。

腹直肌就是一般人俗稱的「腹肌」。腹肌是縱向連結肋骨和恥骨的肌肉。腹外斜肌是從肋骨上方一路延伸到腸骨的肌肉。如「腹斜」的名稱所示，它是斜斜地沿著腹部兩側的肌肉。背闊肌是很大片的肌肉，從肱骨一直延伸到腰部。

體幹由內核心肌群和外核心肌群所組成，兩者缺一不可。內核心肌群屬於輕薄短小的肌肉，負責輔助外核心肌群。

鍛鍊體幹是為了恢復身體平衡的訓練

如果把體幹的存在當作爲了維持身體的穩定，那麼體幹的概念會變得更廣。

若重新檢視一個人的全身，不難發現連結骨盆和背骨的關節、支撐肋骨和背骨的關節也都有肌肉。以膝關節爲例，脛骨和大腿骨之間也有肌肉相連。從這個觀點而言，所有支撐關節的肌肉，都可以稱爲「體幹」。

一般而言，只有位居身體中心的腹部肌肉才被視爲體幹，但如果只鍛鍊腹部的肌肉，就實質的意義而言，並無法真正找回身體的平衡。唯有讓包含所有關節的肌肉的體幹取得平衡，才可能恢復身體的平衡。

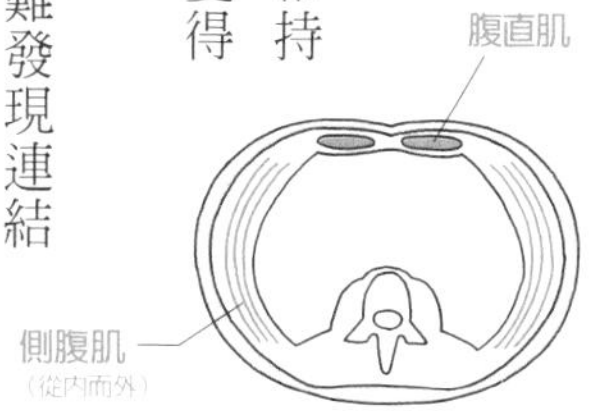
腹直肌
側腹肌
（從內而外）
· 腹橫肌
· 腹內斜肌
· 腹外斜肌

若把腹部剖成圓片狀……

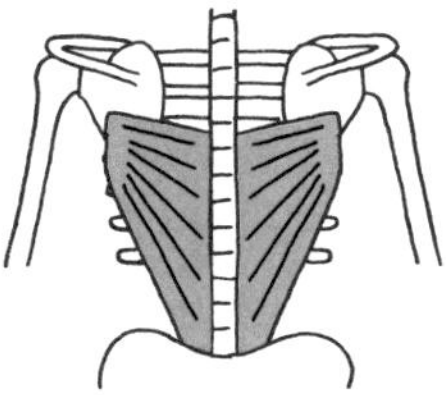

背闊肌

從肱骨延伸到腰部，呈三角形的大型板狀肌，是背部面積最大的肌肉。主要功能是上臂的內轉動作，以及把上臂往內後方拉。

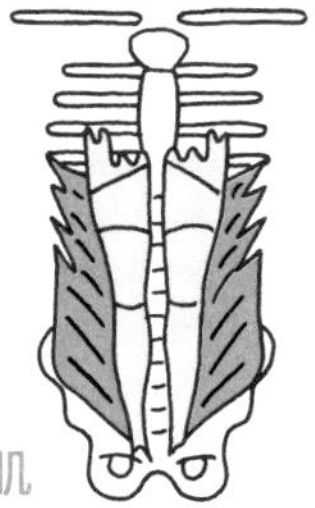

腹外斜肌

從肋骨上方延伸到腸骨的肌肉。在腰椎彎曲時協助腹直肌。另外，當腰椎往左轉時，右側的腹外斜肌會強力收縮；當腰椎往右轉時，左側的腹外斜肌會強力收縮。

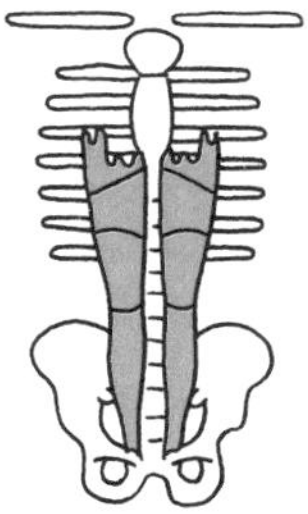

腹直肌

從肋骨下方延伸到恥骨，左右成對的肌肉。左右兩側的腹直肌的功能包括彎曲腰椎，縮短肋骨與恥骨的距離。只有左右任一邊的腹直肌的支持，腰椎也能夠左右彎曲。

測試自己在日常生活中的體幹力吧

各位想知道自己的體幹目前呈何種狀態嗎？想要掌握自己的體幹是否處於衰退的狀態，有好幾種方法可以測試。舉例而言，「最近腰痛得很厲害」「身體好像愈來愈難保持平衡了」等，都是不錯的判斷指標。

腰痛之所以會產生，原因可能是相當於束腰的腹橫肌變得衰弱。另外，無法以單腳站立的姿勢保持平衡、做了什麼動作就很容易跌倒，也是可用的判斷基準。當然，重心不穩很有可能是腳力衰退，所以有時很難一概而論就是了。

另外還有一項症狀是，有些人在咳嗽或打噴嚏時，一不小心就漏尿、放屁。

核心肌群由橫膈膜、多裂肌、腹橫肌、骨盆底肌群所組成。位於骨盆底肌群最底部的是肛門。骨盆底肌群之一的尿道括約肌、肛門外括約肌，分別相當於尿道和肛門的蓋子。

換言之，肛門之所以能夠緊閉，是因為有骨盆底肌群緊縮向上拉。

據說骨盆底肌群與腹橫肌在活動時會連動。當腹橫肌收縮時，骨盆底肌群也會跟著收縮，這種現象稱為「同時收縮」。說得具體一點，當我們咳嗽或打噴嚏時，腹橫肌也會用力收縮。腹橫肌一收縮，位於骨盆底肌群最底部的肛門也會收縮。

即使人毫無自覺，腹橫肌和骨盆底肌群也會同時收縮，所以在正常情況下，就算咳嗽和打噴嚏，也不會漏尿和放屁。但是，內核心肌群一旦衰退，就不易維持同時收縮，反應和連動也會跟著大打折扣。

這就是年齡增長為什麼會造成漏尿的原因。

PART 2

穩定身體，找回最初的設定
——基本的體幹訓練

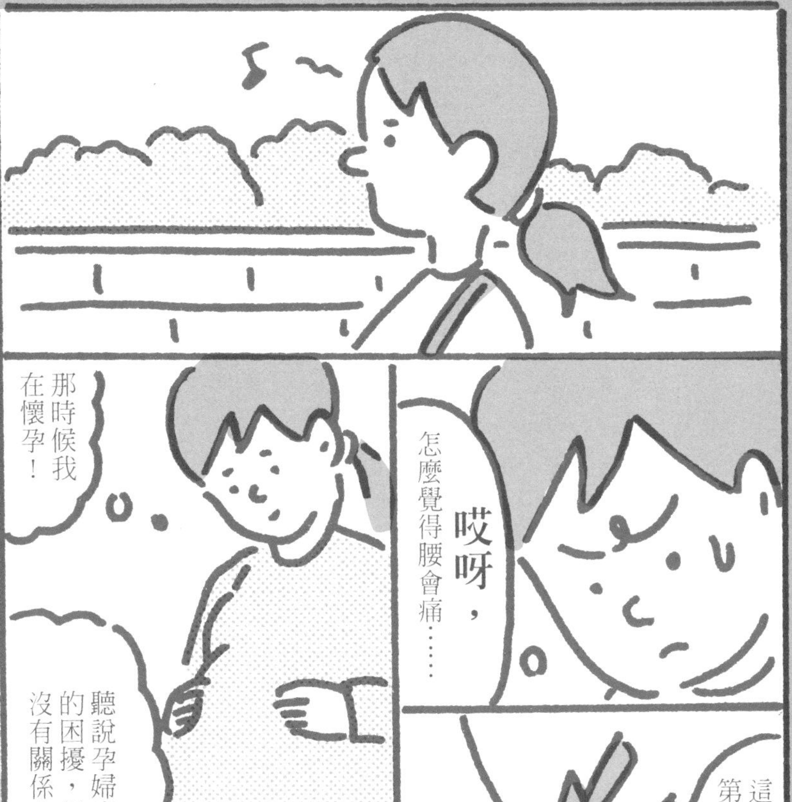
哎呀，
怎麼覺得腰會痛……
這種情況已經不是第一次發生了……
那時候我在懷孕！
聽說孕婦容易產生腰痛的困擾，但這次和懷孕沒有關係……

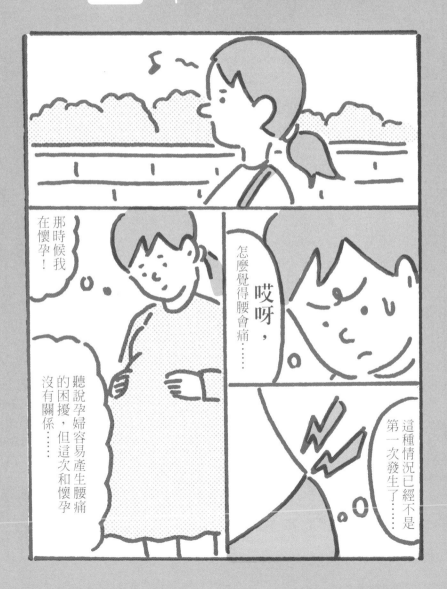

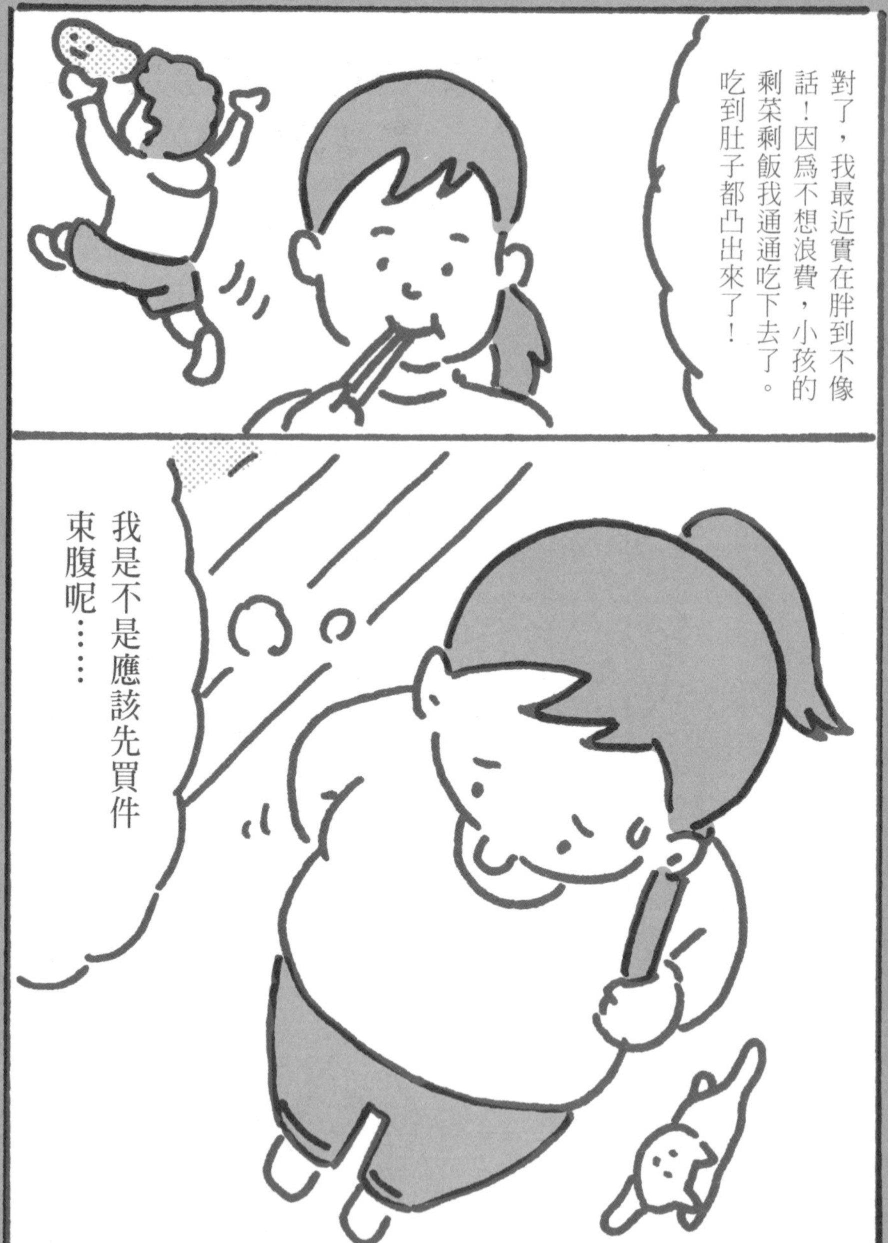
對了，我最近實在胖到不像話！因為不想浪費，小孩的剩菜剩飯我通通吃下去了。吃到肚子都凸出來了！
我是不是應該先買件束腹呢……

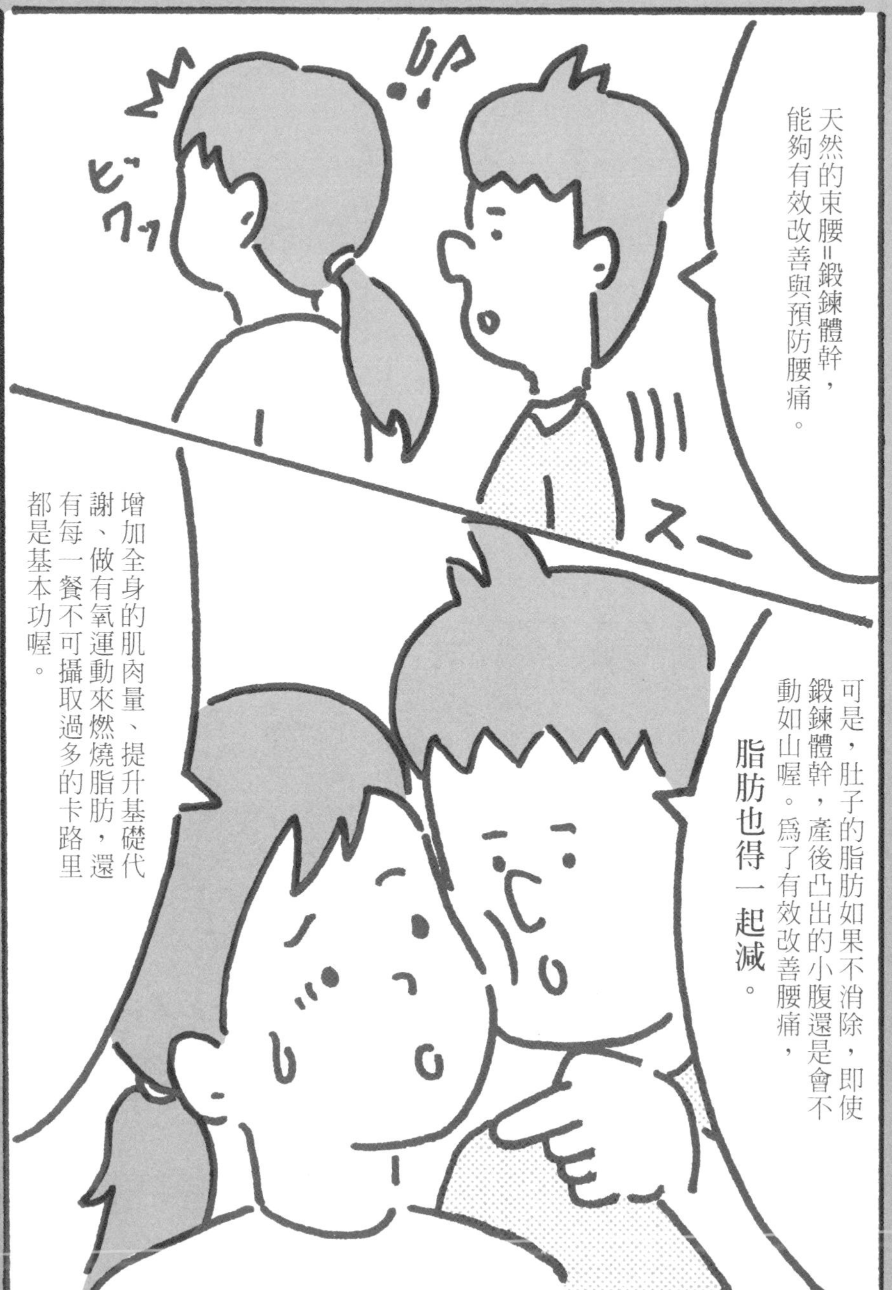
天然的束腰=鍛鍊體幹，能夠有效改善與預防腰痛。
!?
ビクッ
スー
可是，肚子的脂肪如果不消除，即使鍛鍊體幹，產後凸出的小腹還是會不動如山喔。爲了有效改善腰痛，**脂肪也得一起減**。
增加全身的肌肉量、提升基礎代謝、做有氧運動來燃燒脂肪，還有每一餐不可攝取過多的卡路里都是基本功喔。

Introduction

如果想讓「肚子凹下去」，掌握正確的鍛鍊順序很有效

覺得自己小腹過大的人，是因為肚內的內臟周圍囤積了脂肪。因此，若想擁有平坦的小腹，當務之急就是消除內臟脂肪。

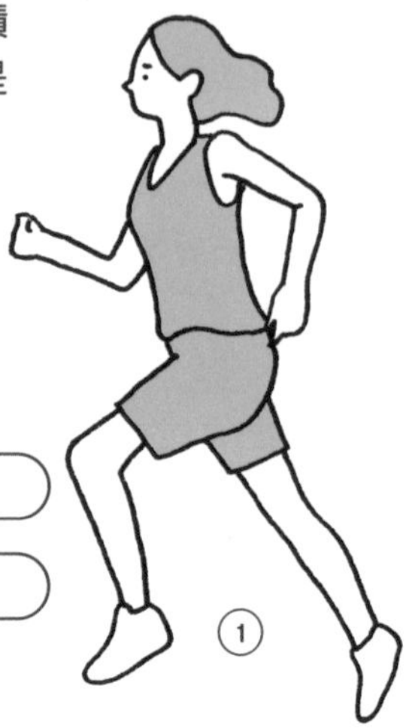

鍛鍊體幹的順序

1. 有氧運動
2. 下半身的肌肉訓練
3. 淺層肌【鍛鍊背闊肌的滑輪下拉等】
4. 深層肌【體幹鍛鍊】

從提升下半身的肌力開始

為了消除內臟脂肪，最有效的方法是藉由肌力訓練以增加全身的肌肉量，達到提高基礎代謝率的目的。所謂的基礎代謝，就是為了維持呼吸和體溫、器官運作、細胞再生等新陳代謝時所消耗的能量。簡單來說，就是維持生命最低限度所需的能量。如果提高了基本代謝，除了進行有氧運動時，連日常消耗的熱量也會增加，自然就能養成不易發胖的體質。

增加肌肉量對提升基礎代謝也能發揮正面效應。為了增加肌肉量，與其鍛鍊腿部和臀部等大面積肌肉，鍛鍊體幹毋寧是更有效率的作法。腹部肌群的肌肉非常小，形狀有如薄膜。

即使強化了這些有如薄膜的腹部肌群，就全身的肌肉量而言，增加的幅度也相當有限，對基礎代謝的提升無法發揮巨大的影響力。如果鍛鍊體幹的目的是為了減重，建議同時加入下半身訓練，效果更好。

✓ 每天都開車或搭捷運代步
✓ 只要有手扶梯或電梯一定搭

發現自己符合上述兩項的人，表示目前正處於明顯運動不足的狀態。

凸出的肚子是代謝症候群好發的原因之一，而造成肚子無法消風的罪魁禍首包括運動不足與習以為常的暴飲暴食。雖然程度因人而異，但大體而言，人過了40歲之後，若想繼續維持或改善目前的體型，必須付出很多努力。有付諸行動的人和沒有努力的人相比，兩者在外型上的差異絕對一目了然。

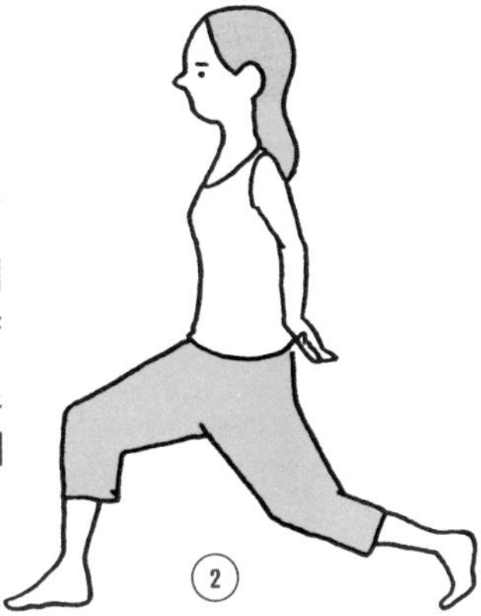
②

設立一天要運動 30 分鐘的目標

A 1次運動5分鐘，一整天做滿6次就達標

B 1次運動10分鐘，1天做3次

③

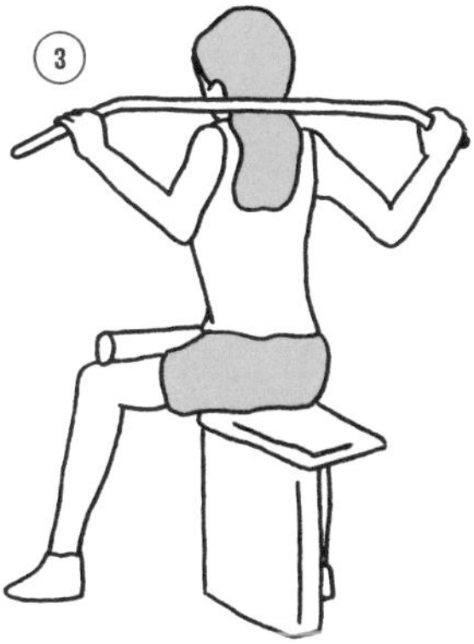

不論選擇A方式還是B方式，就訓練的角度而言都是可行之道。

舉例而言，早上不騎機車改成走路10分鐘到捷運站，午休時再花10分鐘散步，下班後搭車回家時，刻意提早在前一站下車，再走10分鐘。和連續走路30分鐘相比，這種分3次、每次10分鐘的方式，所得到的運動效果幾乎和前者沒有差別。

另外，進行有氧運動以外的包含體幹鍛練的肌力訓練時，最好先做肌力訓練再做有氧運動，效果更好。肌力訓練可提高成長荷爾蒙的分泌量，有助於進行有氧運動時的脂肪燃燒。

Introduction

強化內核心肌群 Level0～5

Draw-in 呼吸法會運用到腹橫肌

所謂的Draw-in呼吸法，就是先吸飽氣，把腹部鼓起來，再慢慢吐氣，讓腹部凹下去的鍛鍊方法。動作本身很簡單，但是因為腹橫肌的動作幅度很小，所以訓練方式也很細緻。因為打算活動腹橫肌時，只要一出力，幾乎都會連動到腹直肌。

腹橫肌和腹直肌原本就會連動，但腹直肌承受的負擔比較重，所以明明要鍛鍊的是腹橫肌，最後鍛鍊到的卻幾乎都是腹直肌。

為了確實鍛鍊體幹，先決條件是要鍛鍊腹橫肌。但是，就連職業運動員也一樣，即使抱著要鍛鍊腹橫肌的打算，最後主要鍛鍊到的卻是腹直肌的情況可說屢見不鮮。換個角度而言，愈是把腹部鍛鍊得像冰塊盒一樣，線條分明的人，愈有可能仰賴腹直肌出力，必須多加注意。

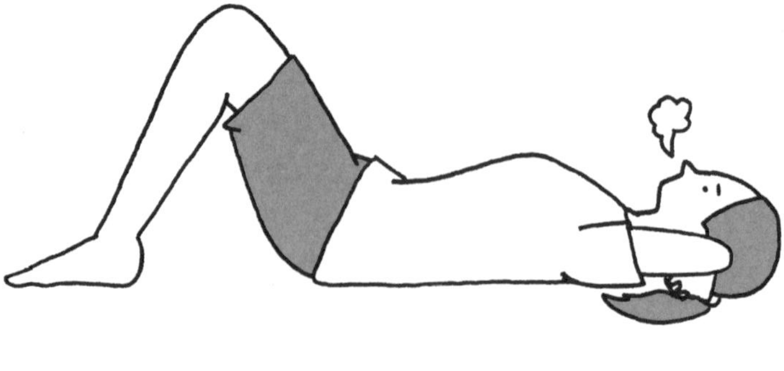

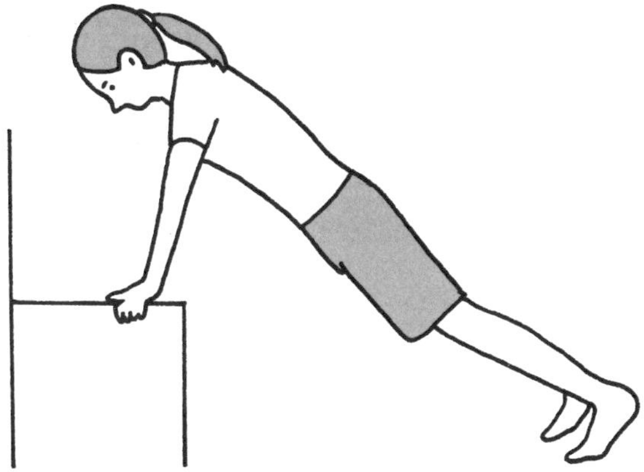

是否正確運用腹橫肌的自我檢測標準

OK 持續鍛鍊後，側腹和背部有肌肉痠痛的感覺，做訓練動作時肌肉有時會變硬。

BAD 如果主要的鍛鍊部位變成腹直肌，腹部前側的肌肉會變得相當僵硬，也可能會覺得肌肉痠痛。

BAD 原本就有腰痛困擾的人，開始鍛鍊之後，如果發現腰痛完全沒有改善，或者惡化的情況，有可能是因為不小心鍛鍊到腹直肌了。

※本書的鍛鍊並非完全針對廣義上的體幹進行強化。本書介紹的是鍛鍊腹部的體幹部分的訓練方法。首先從鍛鍊腹部的體幹做起吧。

Let's Start!

腹橫肌鍛鍊

Level 0

Draw-in呼吸法的練習［坐著做①］

20～30次 **2~3個循環**

1

坐在椅子上，把背部靠在椅背上。
用鼻子吸氣，把腹部鼓起來。

Start Position

坐滿
整張椅子。

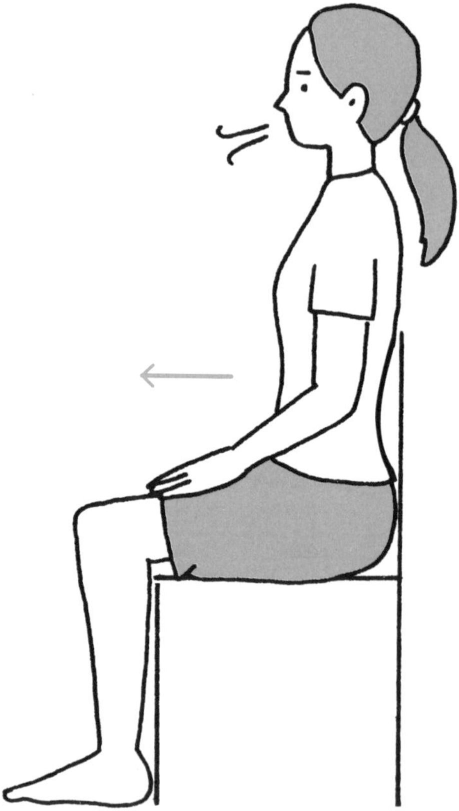

腹橫肌

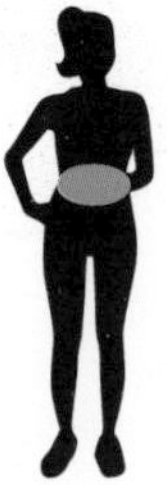

在腹部肌群中位於最深層的肌肉。與腹直肌垂直相交。作用是把腹壁往內壓，以便於呼吸。也像是天然束腹，有固定腰部的功能。

2

吐氣，同時把腰緊貼在椅背上，在心中默數4秒。這時要摸摸側腹，確認腹橫肌有沒有出力。

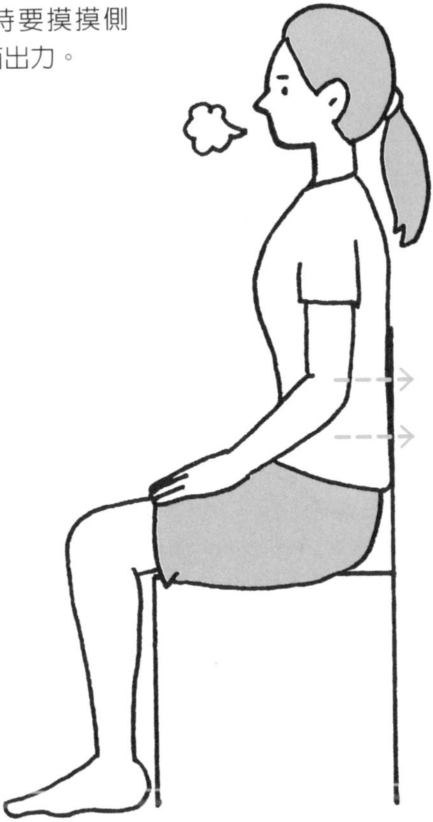

3

數到4秒又回到①，重新開始。

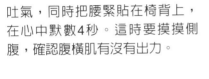

腹橫肌鍛鍊

Level 0

Draw-in呼吸法的練習 [坐著做②]

20～30次 **2～3個循環**

1

坐在椅子上，在椅背和腰部之間塞入一個迷你平衡球（或小球）。用鼻子吸氣，把腹部鼓起來。

Start Position

淺坐在椅子上。

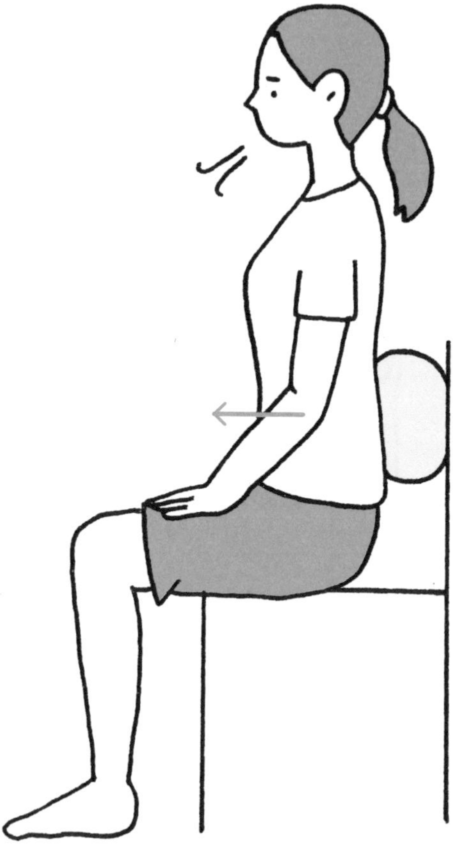

腹橫肌

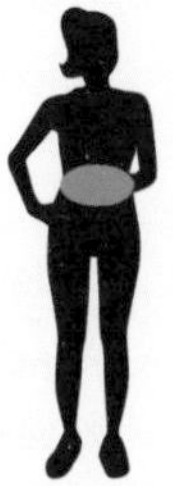

在腹部肌群中位於最深層的肌肉。與腹直肌垂直相交。作用是把腹壁往內壓，以便於呼吸。也像是天然束腹，有固定腰部的功能。

2

吐氣，同時把腰緊貼在椅背上，並壓住平衡球，在心中默數4秒。進行時也要確認是否只有腹直肌過度出力。

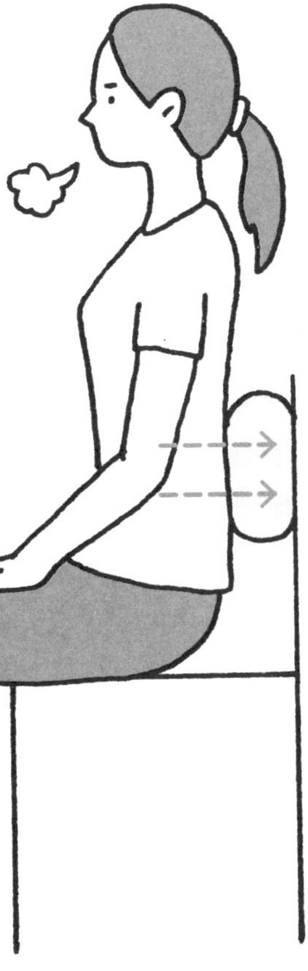

3

數到4秒又回到①，重新開始。

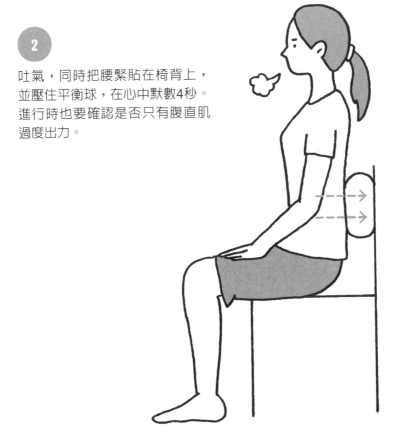

腹橫肌鍛鍊

Level 0

Draw-in呼吸法的練習［仰躺姿勢］

20～30次 **2～3個循環**

Start Position

仰躺在地板上。

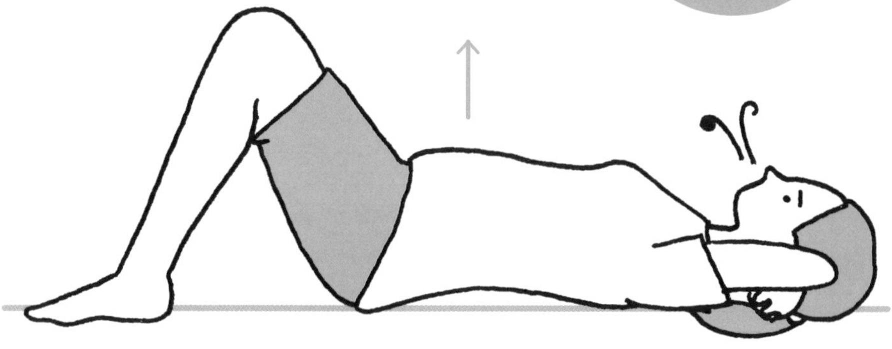

1

仰躺在地板上，豎起膝蓋，挺起腰部不要著地。用鼻子吸氣，把腹部鼓起來。

腹橫肌

在腹部肌群中位於最深層的肌肉。與腹直肌垂直相交。作用是把腹壁往內壓，以便於呼吸。也像是天然束腹，有固定腰部的功能。

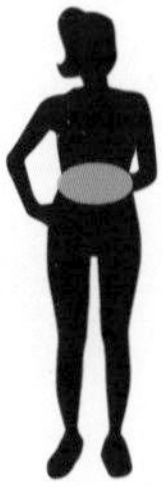

2

吐氣，同時慢慢放下腰部，碰到地板，讓腰椎和地板之間沒有空隙。在心中默數4秒。也記得確認是否只有腹直肌過度出力。

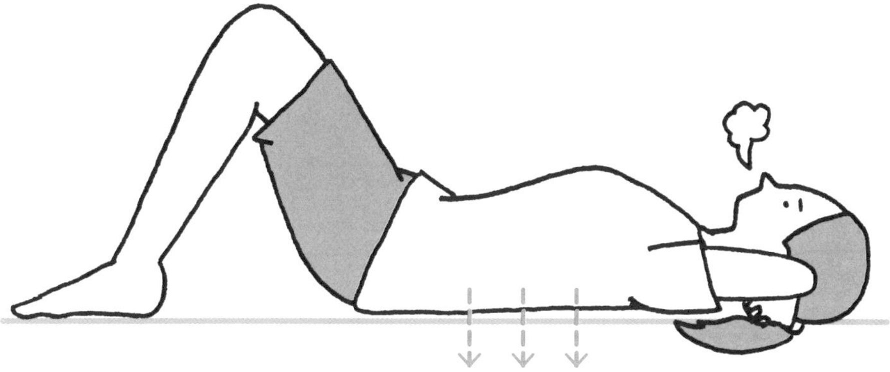

3

數到4秒又回到❶，重新開始。

腹橫肌鍛鍊

Level 1

Draw-in呼吸法［仰躺姿勢、豎起膝蓋］

20～30次　**2～3個循環**

Start Position

仰躺在地板上。

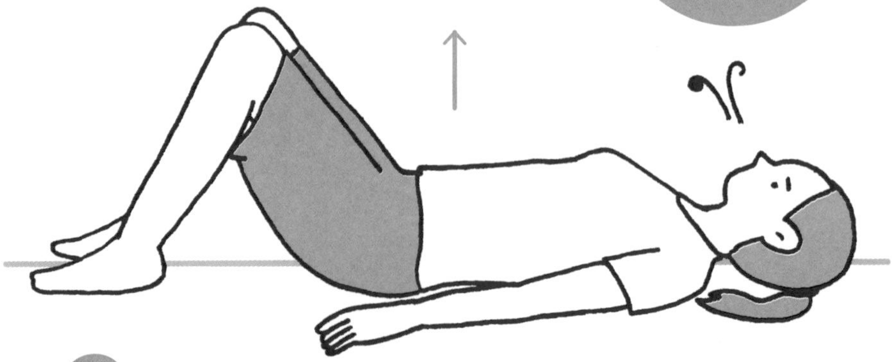

1

仰躺在地板上，豎起膝蓋。用鼻子吸氣，把腹部鼓起來。挺起腰部，能挺多高就多高。

腹橫肌

在腹部肌群中位於最深層的肌肉。與腹直肌垂直相交。作用是把腹壁往內壓，以便於呼吸。也像是天然束腹，有固定腰部的功能。

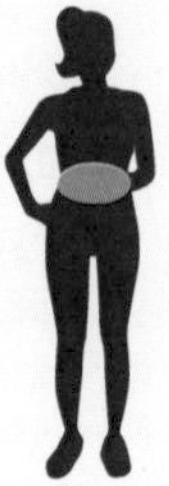

2

吐氣，在心中默數4秒。以腹橫肌出力，讓腰部慢慢往下降，直到保持自然的生理弧度（手可以插入腰部下方的程度）。同時輕輕收緊肛門，使骨盆底肌群跟著連動。

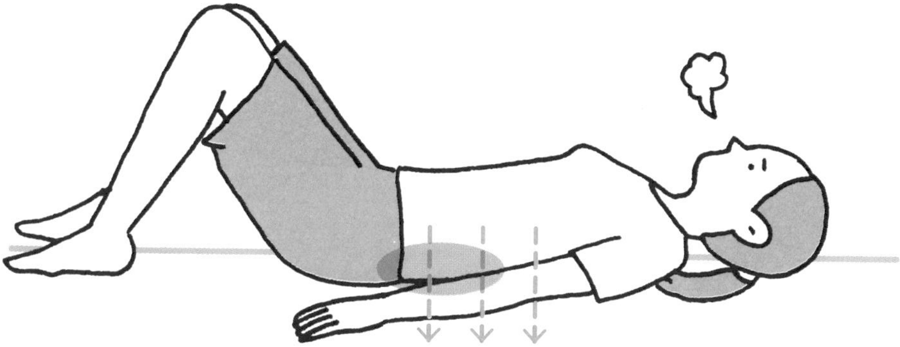

腰椎的生理弧度

我們的脊椎原本成S形彎曲。腰椎向前彎曲（前彎），可以吸收來自地面的衝擊。原本應有的彎曲稱為生理弧度。
如果腰部完全緊貼著地面，就會形成後彎。而且鍛鍊到的部位也不是生理弧度原來的位置。所以重點在於是否意識到生理弧度。

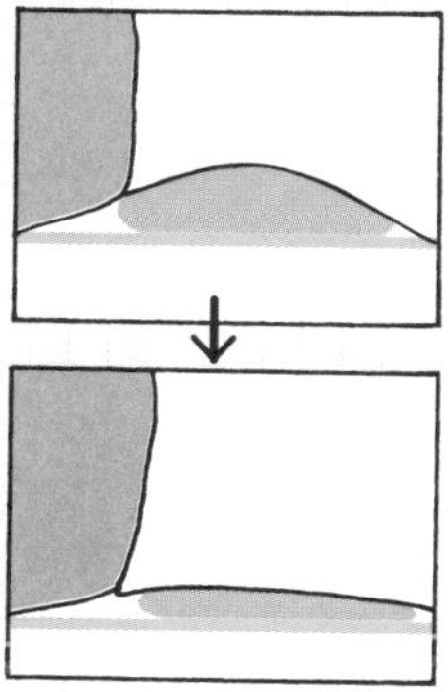

腹橫肌鍛鍊

Level 2

Draw-in呼吸法［仰躺、膝蓋豎起、雙臂往上伸］

20～30次　**2～3個循環**

Start Position

仰躺在地板上。

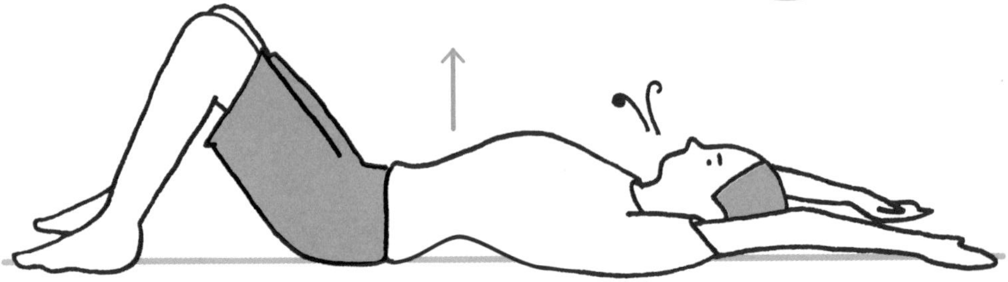

1

等到Level 1的動作已經熟練，接下來就把雙手高舉，以「萬歲！」的姿勢進行同樣的動作。用鼻子吸氣，把腹部鼓起來。挺起腰部，能挺多高就多高。

腹橫肌

在腹部肌群中位於最深層的肌肉。與腹直肌垂直相交。作用是把腹壁往內壓，以便於呼吸。也像是天然束腹，有固定腰部的功能。

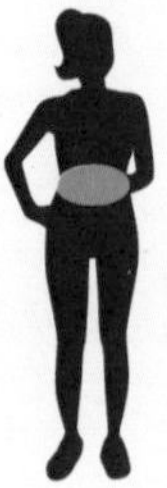

2

吐氣，在心中默數4秒。以腹橫肌出力，讓腰部慢慢往下降，直到保持自然的生理弧度。也要隨時確認是否過度仰賴腹直肌出力。

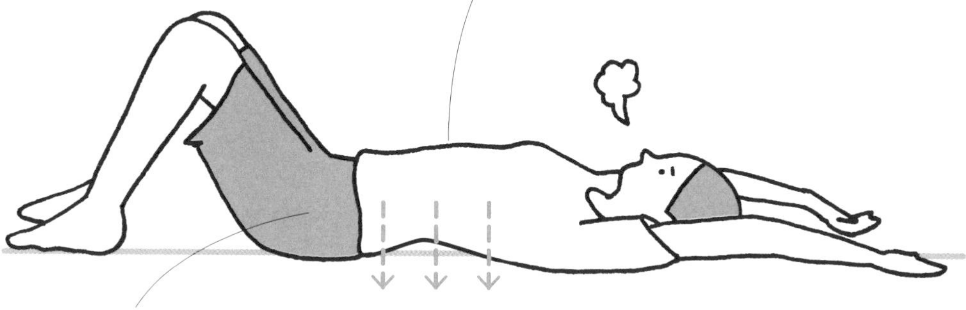
掌握不要用腹直肌出力，單靠腹橫肌把腰部往下壓的感覺。
使骨盆底肌群跟著連動（稍微收緊肛門）

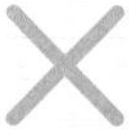

注意不要讓腰部完全貼住地板。標準是手可以插入腰部下方的程度。也不要讓腹直肌過度出力，導致肌肉變得僵硬。

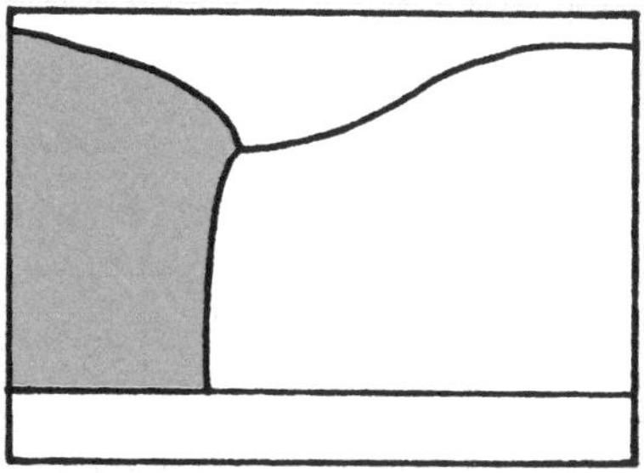

腹橫肌鍛鍊

Level 3

Draw-in呼吸法 [仰躺]

20～30次 **2～3個循環**

Start Position

仰躺在地板上。

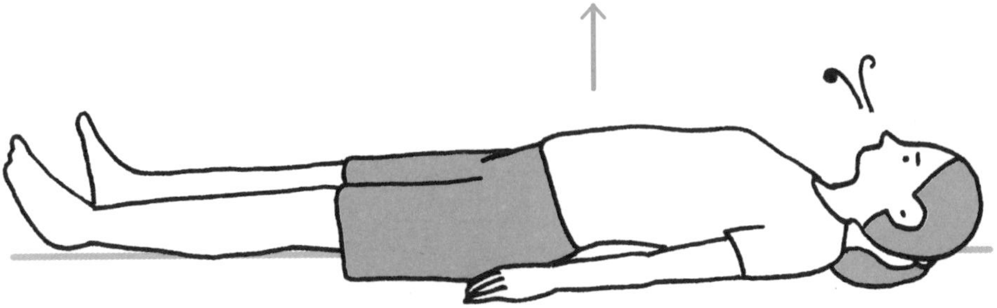

1

仰躺在地板上，把腳伸直。用鼻子吸氣，把腹部鼓起來。挺起腰部，能挺多高就多高。

腹橫肌

在腹部肌群中位於最深層的肌肉。與腹直肌垂直相交。作用是把腹壁往內壓，以便於呼吸。也像是天然束腹，有固定腰部的功能。

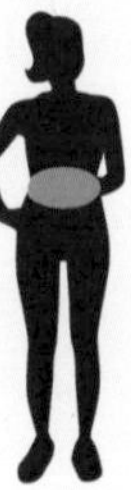

2

吐氣，在心中默數4秒。以腹橫肌出力，讓腰部慢慢往下降，直到保持自然的生理弧度。同時輕輕收緊肛門，使骨盆底肌群跟著連動。

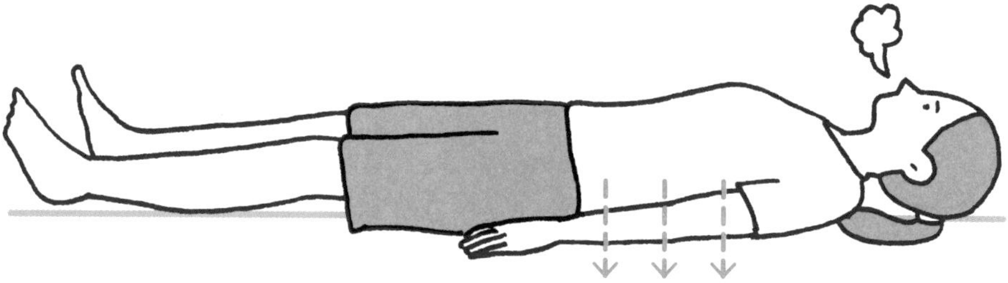

ZOOM

❷ 往下壓，直到與地板保持自然的生理弧度。

❶ 將腰部大幅度地拱起。

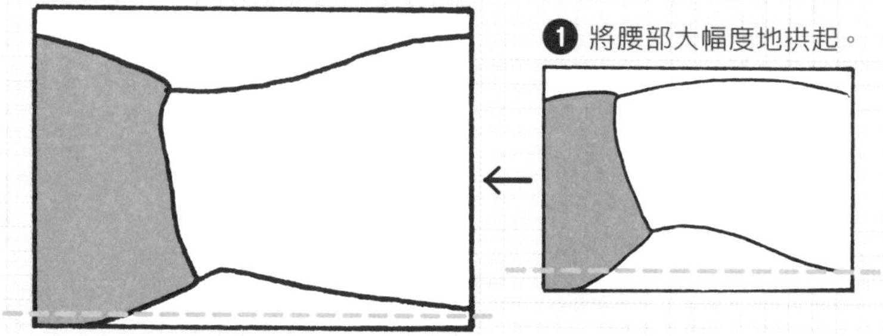

腹橫肌鍛鍊

Level 4

Draw-in呼吸法 [仰躺、雙臂往上伸]

20～30次　**2～3個循環**

腹橫肌

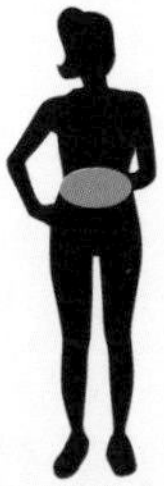

在腹部肌群中位於最深層的肌肉。與腹直肌垂直相交。作用是把腹壁往內壓，以便於呼吸。也像是天然束腹，有固定腰部的功能。

Start Position

仰躺在地板上。

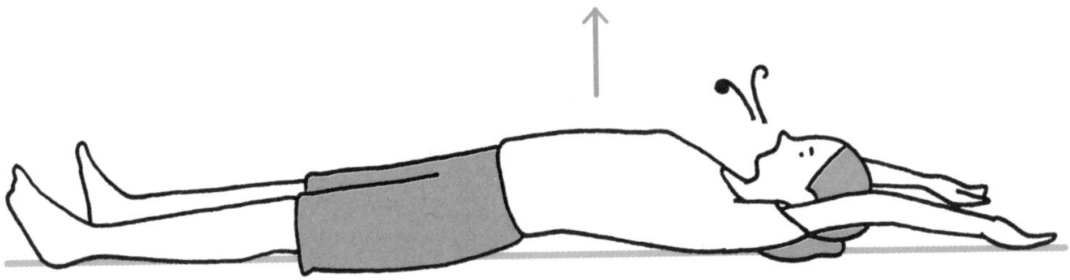

1 等到Level 3的動作已經熟練，接下來就把雙手高舉，以「萬歲！」的姿勢進行同樣的動作。用鼻子吸氣，把腹部鼓起來。拱起腰部，能抬多高就多高。

2

吐氣，在心中默數4秒。以腹橫肌出力，讓腰部慢慢往下降，直到保持自然的生理弧度。注意不要仰賴腹直肌過度出力。

掌握不要用腹直肌出力，單靠腹橫肌把腰部往下壓的感覺。

使骨盆底肌群跟著連動（輕輕收緊肛門）。

股四頭肌（前腿）、大臀肌（屁股）、肩膀、脖子周圍不要出力。

注意不要讓腰部完全緊貼在地板上。另外，腳尖筆直朝上，讓骨盆呈懸空狀態的話，股四頭肌（前腿）、大臀肌（屁股）都會跟著出力。記得不要讓下半身的肌肉用力，完全放輕鬆。

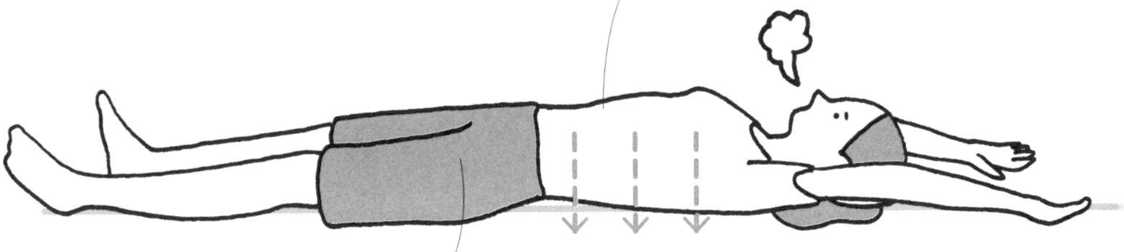

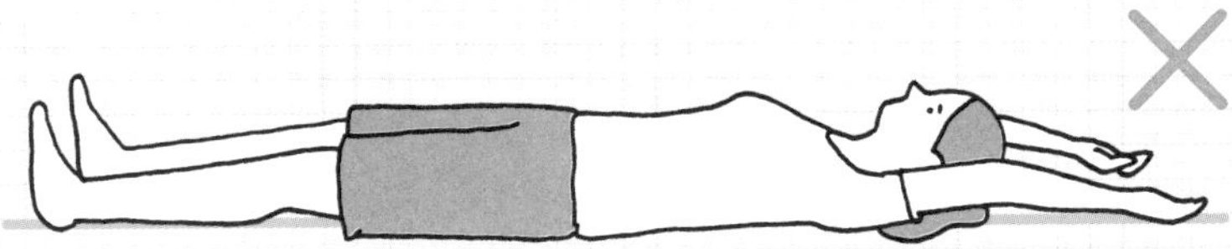

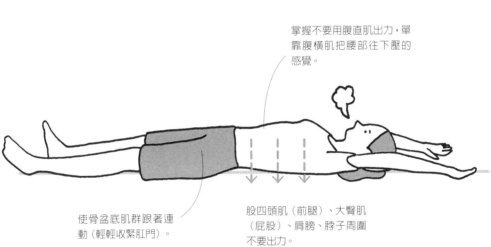

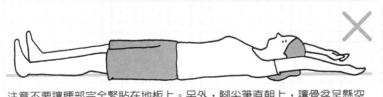

腹橫肌鍛鍊

Level 5

Draw-in呼吸法
［站立、雙臂撐住椅子］

20～30次　**2～3個循環**

腹橫肌

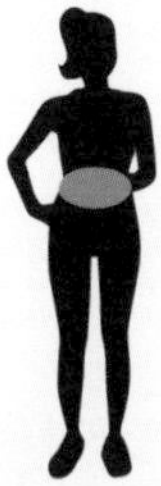

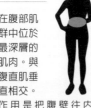

在腹部肌群中位於最深層的肌肉。與腹直肌垂直相交。作用是把腹壁往內壓，以便於呼吸。也像是天然束腹，有固定腰部的功能。

Start Position

準備一張椅子，雙手抓住椅面。

1

用兩手抓住椅子的座面，把身體往一邊傾斜。用鼻子吸氣，把腹部鼓起來。拱起腰部，能抬多高就多高。

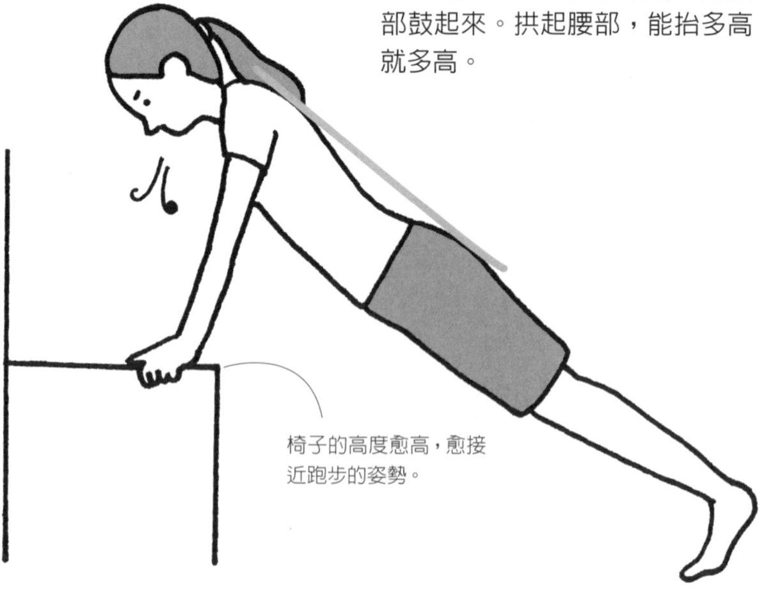

Draw-in呼吸法〔站立、雙臂撐住椅子〕

2

吐氣，在心中默數4秒。以腹橫肌出力，讓腰部形成自然的生理弧度。同時輕輕收緊肛門。

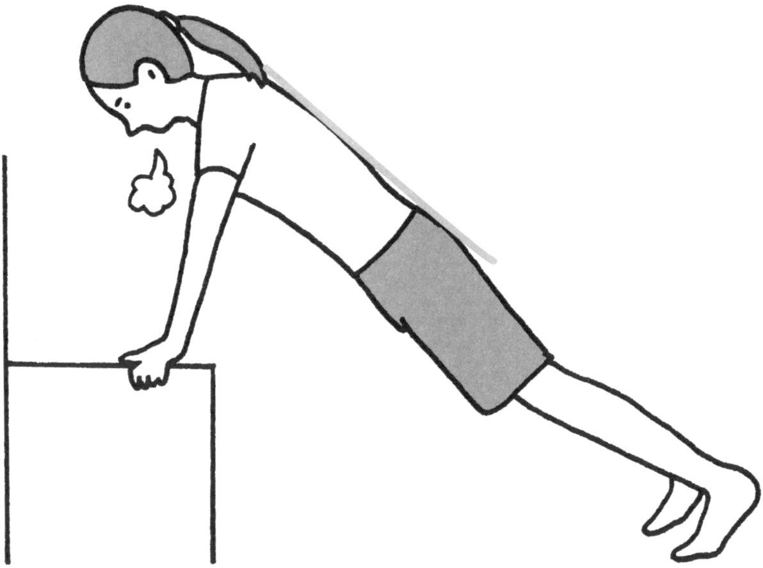

LIFE STYLE ▸▸ 1

鍛鍊體幹
可以預防腰痛

腰痛是許多人共同煩惱的症狀之一。因爲從外觀看不出異常，明明看起來就是好端端的樣子。但是，只能咬緊牙關、暗自與這種不爲人知的苦楚搏鬥的人卻不在少數。

有關如何消除腰痛，至今已有各方人士提出許多不同的見解。在各種方法之中，最近備受矚目的是期待靠著鍛鍊體幹來消除腰痛的人愈來愈多了。

所謂的鍛鍊體幹，最重要的一點就是它和實際穿上護腰有相同的效果。想請教曾經因爲腰痛而上醫院的人，醫師開立的處方是不是包括護腰帶呢？穿上護腰，確實可以減輕腰痛。原因很簡單，因爲它可以減輕腰椎的負擔。但是，即使沒有護腰，腰痛也不會發生才是自然的狀態。如果負責支撐腰椎的肌肉結實有力，基本上應該不會產生腰痛的困擾。

苦於腰痛的人，就是因爲肌肉量減少，不足以支撐腰椎，不得已才穿上護腰。從這點而言，爲了預防與減輕腰痛，與其仰賴護腰，不如穿上**天然護腰＝鍛鍊體幹**，才是最明智的作法吧。

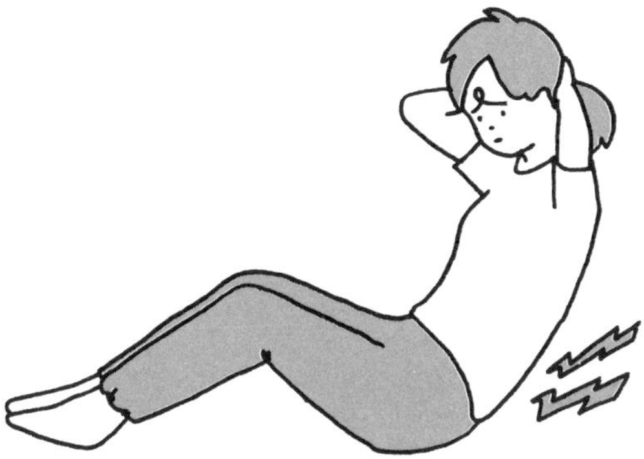

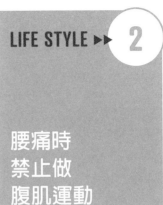

LIFE STYLE ▶▶ 2

腰痛時禁止做腹肌運動

苦於腰痛的人在尋求醫療協助時，很常會聽到幾句話。像是「會產生腰痛就是肚子的肌肉量太少」「如果想改善腰痛，請開始鍛鍊腹肌」。

其實，我們的身體原本並不存在所謂的「腹肌」。說得精準一點，長在腹部的肌肉統稱爲「**腹部肌群**」。而腹部肌群包括腹外斜肌、腹內斜肌、腹直肌、腹橫肌。我想，在這麼多種肌肉當中，醫生其實想表達的是「你的內核心肌群和外核心肌群都衰退了，所以才會腰痛。請快點鍛鍊體幹吧」。

話說患者聽到醫生的交代後，便認眞做起仰臥起坐和捲腹。這兩種運動主要鍛鍊的部位是腹直肌，和鍛鍊體幹的著眼點完全不同。**如果為了預防腰痛而持續進行「腹肌運動」，就結論而言，恐怕無法如願改善腰痛，甚至反而會引起腰痛**。

人的背骨在前後彎曲時呈S形弧度（自然的生理弧度）。如果仔細觀察這個弧度，上部頸椎的弧度是往前彎，中部的胸椎是往後彎，下部的腰椎則是再往前彎。**彎曲的目的是承受身體受到的衝擊**。這點和沙發和彈簧床使用的S型

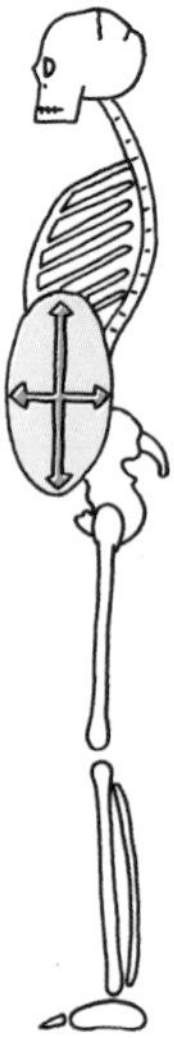

彈簧是同樣的原理。

話說回來，藉由腹肌運動得到鍛鍊的腹直肌，是從肋骨一路延伸到恥骨的縱向肌肉。這個部位的肌肉愈是透過鍛鍊得到強化，肋骨和恥骨就會被拉得愈靠近。請各位在腦中想像著背部隆起，像駝背一樣的樣子就差不多了。

簡單來說，只有腹直肌單獨被鍛鍊得很發達，腰椎的弧度就會偏移。原本向前彎曲的弧度，變得接近直線。腰椎的前彎弧度可吸收身體承受的衝擊，但弧度如果變得筆直，就無法發揮緩衝的功能，讓身體直接承受衝擊。有時會造成椎間盤因承受過重的負荷被壓扁，進而引發腰痛。所以，「因為太努力鍛鍊腹肌，結果腰痛變得愈來愈嚴重」完全是有可能發生的事。因此，有不少做了大量的腹肌運動、把腹直肌鍛鍊得很結實的健美先生或小姐也有駝背和腰痛的困擾，自然不值得大驚小怪了。

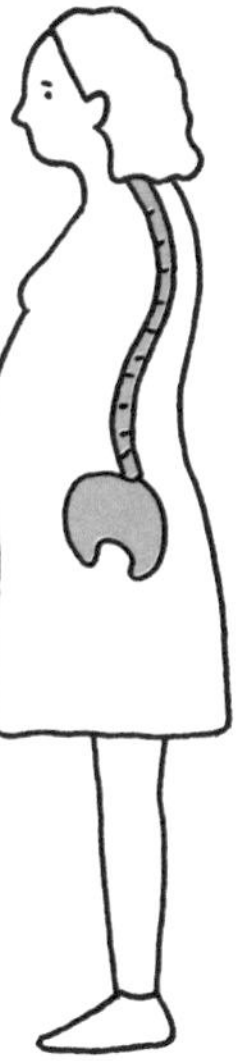

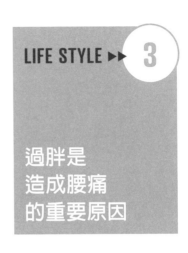

LIFE STYLE ▸▸ 3

過胖是造成腰痛的重要原因

我相信應該有不少經歷過生產的女性，在懷孕期間都曾經飽受腰痛之苦。只要掌握脊椎爲何呈S形彎曲的機制，想必各位便不難了解腰痛發生的原因。**肚子的內容物一增加，腰椎的彎曲部分就會被這些重量拉扯，變得更彎曲**。各位不妨在腦中想像原本平緩往前彎曲的腰椎，彎曲的弧度突然變得很大，導致變形。這樣的改變會造成腰椎無法發揮原有的緩衝機能，造成韌帶和肌肉發炎和受損，因而產生疼痛。另外，腰椎變形的方向，和進行腹肌運動、導致腰痛產生的時候剛好相反。

懷孕時出現的腰痛，大多在產後也不見改善。其實，只要想起腰椎爲何呈S形弧度的原理就很清楚了。說穿了，出現於孕期的腰痛，和「挺著大肚腩」是同樣的原理。不過，有幾招倒是因肥胖造成腰痛的人可以立即實踐的，其中之一便是想辦法減少內臟脂肪。除了要做到飲食不要過量，也要積極從事有氧運動讓消耗的熱量超出攝取的熱量。當然，**藉由鍛鍊體幹以強化負責保護腰部的內外核心肌群**，也可以得到在自己身上加裝天然護腰的效果。

LIFE STYLE ▶▶ 4

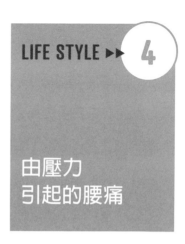

由壓力引起的腰痛

引起腰痛的原因除了前述提到的肥胖、懷孕，也可能是內臟疾病、椎間盤突出。不過，因腰痛而就醫的人，在接受診斷之後，發現可找出特定病因的比例大約是15％，其餘的都是找不出明確原因所造成的腰痛。

可以想得到的原因是精神方面的影響，也就是壓力。人一旦承受過大的壓力，就會出現心跳加速、血壓上升、呼吸變淺、肌肉緊張等情形。而這些都可能成爲引起高血壓、心律不整、心臟病、呼吸衰竭、氣喘、腹瀉等疾病的原因。**說到源自於壓力所引起的疾病，肩膀僵硬和腰痛也名列其中。**

腰部一發炎，痛感就會傳達到腦部。接著大腦會釋出多巴胺；位於腦部中央、負責掌管快感與恐懼等重要活動的依核也會分泌出腦內啡，活化痛覺抑制系統以舒緩痛感。但是，腦內啡的分泌量會隨著壓力增加而減少，導致由多巴胺主導的抑制痛覺的傳遞效果變得有限。換句話說，**即使沒有特別治療椎間盤突出的問題，只要消除壓力，就能恢復多巴胺的分泌，發揮抑制疼痛的效果。**

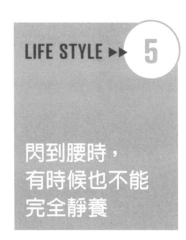

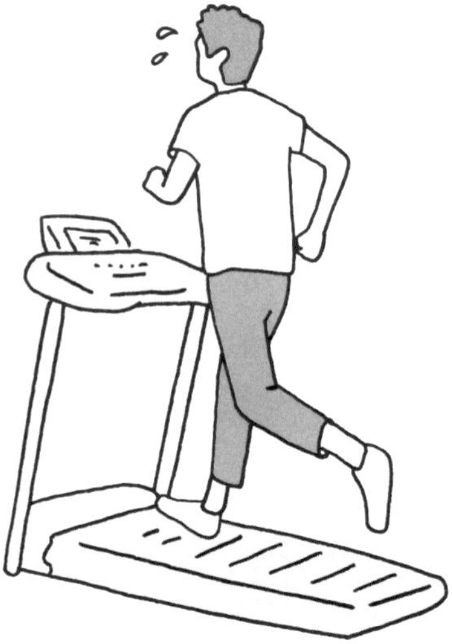

LIFE STYLE ▸▸ 5

閃到腰時，有時候也不能完全靜養

我本身也曾因爲壓力過大而閃到腰。那次我爲了支援某個團隊，在國外進行集訓。集訓期間，我每天都得坐在椅子上，盯著從每天早上7點練習到晚上7點的選手們。之後，再展開1～2個小時的訓練。

除了「無論如何一定要讓這些選手贏」的心理壓力，再加上人處於異國的陌生環境；我猜，壓力就是兩者夾擊下悄悄地不斷累積吧。總之，我在選手們面前替他們示範訓練的動作時，沒想到身體一動就一陣刺痛。因爲以往從未有過這樣的經驗，所以我慢了半拍才想到「剛才應該是閃到腰吧」。麻煩的是，如果我停下來休息，勢必會耽誤到選手們的訓練。所以我拚命裝出若無其事的樣子，勉強繼續指導。

畢竟我的手腳都沒有出現麻痺的情形，所以我想椎間盤周圍的神經應該是沒有出什麼大問題。就當時的狀況看起來，閃到腰很明顯是出自精神上的壓力。

如果是出自壓力而閃到腰，靜養反而會帶來反效果。希望快點痊癒的話，最好盡可能不要停止活動身體，想辦法紓解壓力。對我來說，最好的紓壓方式就是活動身體。所以我使用飯店的跑步機，剛開始慢慢走，再逐漸加快速度。晚上也儘量不讓自己躺下來，不斷藉由拉筋等運動活動身體。到現在我還記得，當天晚上我幾乎沒有睡覺。第2天早上我也繼續慢跑，結果不到兩天就康復了。

閃到腰時，如果沒有伴隨著手腳痲痺、漏尿的症狀，表示可能的原因之一是壓力。日本骨科的腰痛診療指南，也說明了爲何在腰痛發生時，不建議患者靜養的理由。包括「靜養有造成腰痛惡化之虞」「躺著會使人心情低落，覺得腰痛變得更嚴重」「躺著什麼事都不做，會讓人更加意識到疼痛的存在」「疼痛造成的壓力有增無減，陷入惡性循環」。解決腰痛的方法依原因而異，有時候造成腰痛的原因除了是骨科方面出了嚴重的問題，也可能是內科疾病所引起，所以建議各位不要自行判斷或聽信非專業人士的意見，而是前往醫療機構就診。

❶ 站在物品的正後方，接著彎曲膝蓋，筆直地往下蹲。

❷ 在彎曲膝蓋的同時，用腿部的力量把物品直直地提起來。

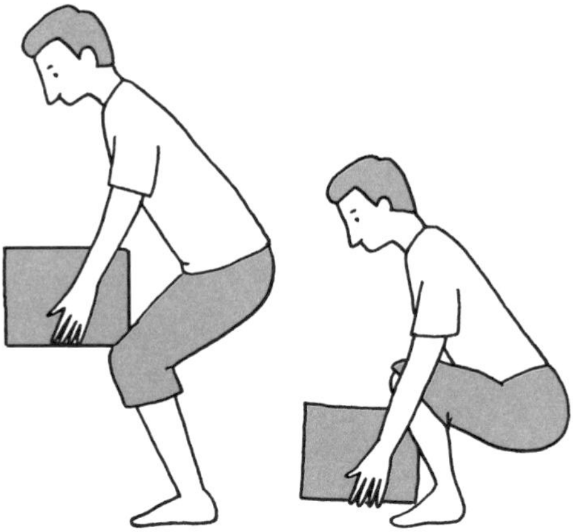

LIFE STYLE ▸▸ 6

可避免腰部受傷的日常活動方式

日常生活當中，對腰部會造成負擔的動作有「半蹲」和「前屈」。以半蹲和前屈的姿勢彎曲腰部，會使腰部還要承受上半身的重量，無疑是很沉重的負擔。

舉例而言，如果洗臉台的高度很低，當我們洗臉時就必須彎下上半身，讓身體往前屈，這樣的動作會增加腰部的負擔。

等到下次遇到這樣的場合，**建議各位可以稍微彎曲膝蓋，但儘量不要彎曲上半身**。或者在地板放個小凳子或小踏板，即使只有單腳踏上去，也能減輕腰部的負擔。

另外要特別注意的是提起重物時的動作。

將上半身往前傾再起身，也是閃到腰的原因之一。另外提醒各位，也不要以半蹲的姿勢提起重物。

如果要提起重物，首先站在物品的正後方。

接著彎曲膝蓋，筆直地往下蹲。上半身保持筆挺，在彎曲膝蓋的同時，用腿部的力量把物品直直地提起來。當然，肌力比較差的人，爲了預防腰痛，不要常提重物是基本原則。

Column 2

代謝症候群引起的風險

在30歲之前一直維持苗條的體型，毫不忌口又貪杯的人，在邁入40歲大關之後，小腹凸出，變成中廣身材的情況很常見。

煩惱自己小腹太大的人，當然很在意腰圍。以肚臍為準的腰圍，其實也是代謝症候群的判斷基準之一。一般而言，代謝症候群被認為與脂肪累積在內臟周圍的的內臟脂肪型肥胖關係密切。

小腹日益凸出的人，一旦遇到公司體檢等需要測量腰圍的時候，想必心情一定變得很沉重，很擔心「要是被診斷出來有代謝症候群就慘了」。

根據日本厚生勞動省發布的腰圍的診斷基準，「男性是85cm以上」「女性是90cm以上」（男女接受腹部CT檢查後，內臟脂肪面積皆超過100cm^2）。

我想，正在閱讀本書的讀者們，說不定也有一些人超過上述的基準。不過，我也必須提醒各位一點，並不是腰圍一超過這個基準，就馬上被判定為代謝症候群。還要加上內臟脂肪的囤積量，並且符合以下的項目超過2項，才會被診斷為代謝症候群。

血脂異常…中性脂肪150mg/dl以上、HDL膽固醇40mg/dl未滿的其中之一或兩者皆符合

高血壓……最高（收縮壓）血壓超過130mmHg、最低（舒張壓）血壓超過85mmHg的其中之一或兩者皆符合

高血糖……空腹時血糖…110mg/dl以上

綜合以上內容，代謝症候群除了與內臟脂肪型肥胖息息相關，患者也時常併發高血糖、高血壓、血脂異常。如此一來不但會引起動脈硬化，也會提高心臟病發、腦中風等致命疾病的風險。

PART 3 透過鍛鍊體幹，讓小腹消下去①

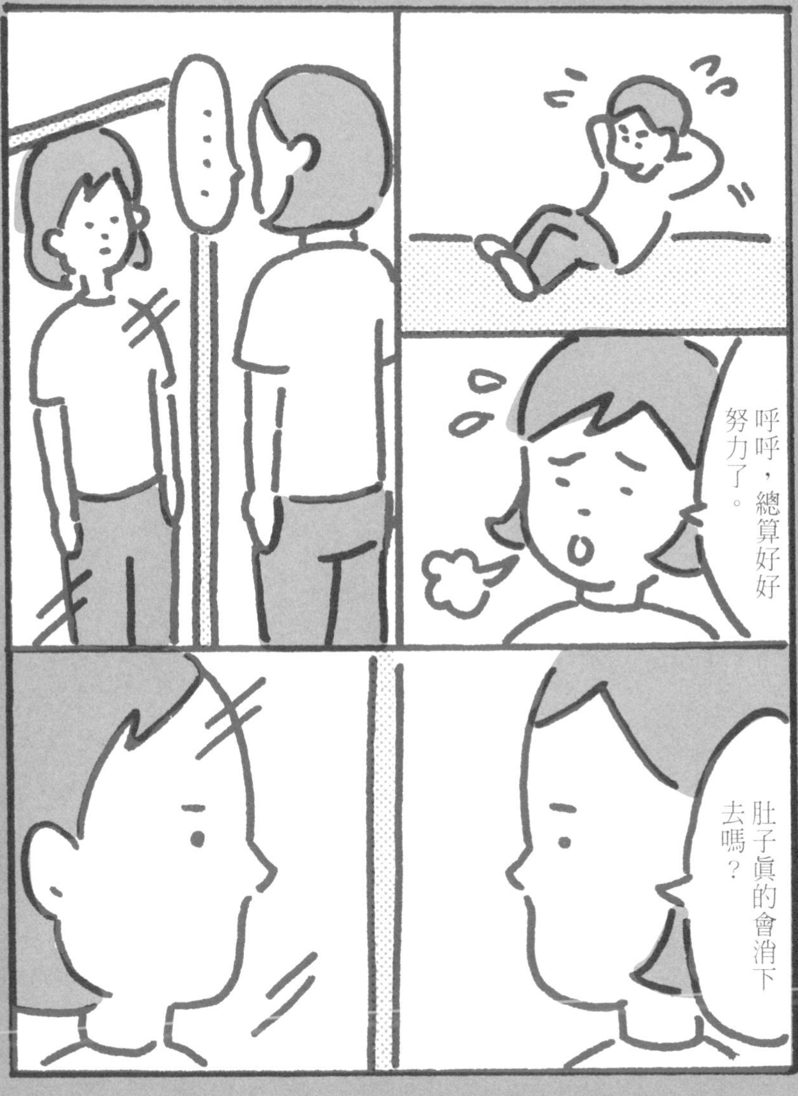

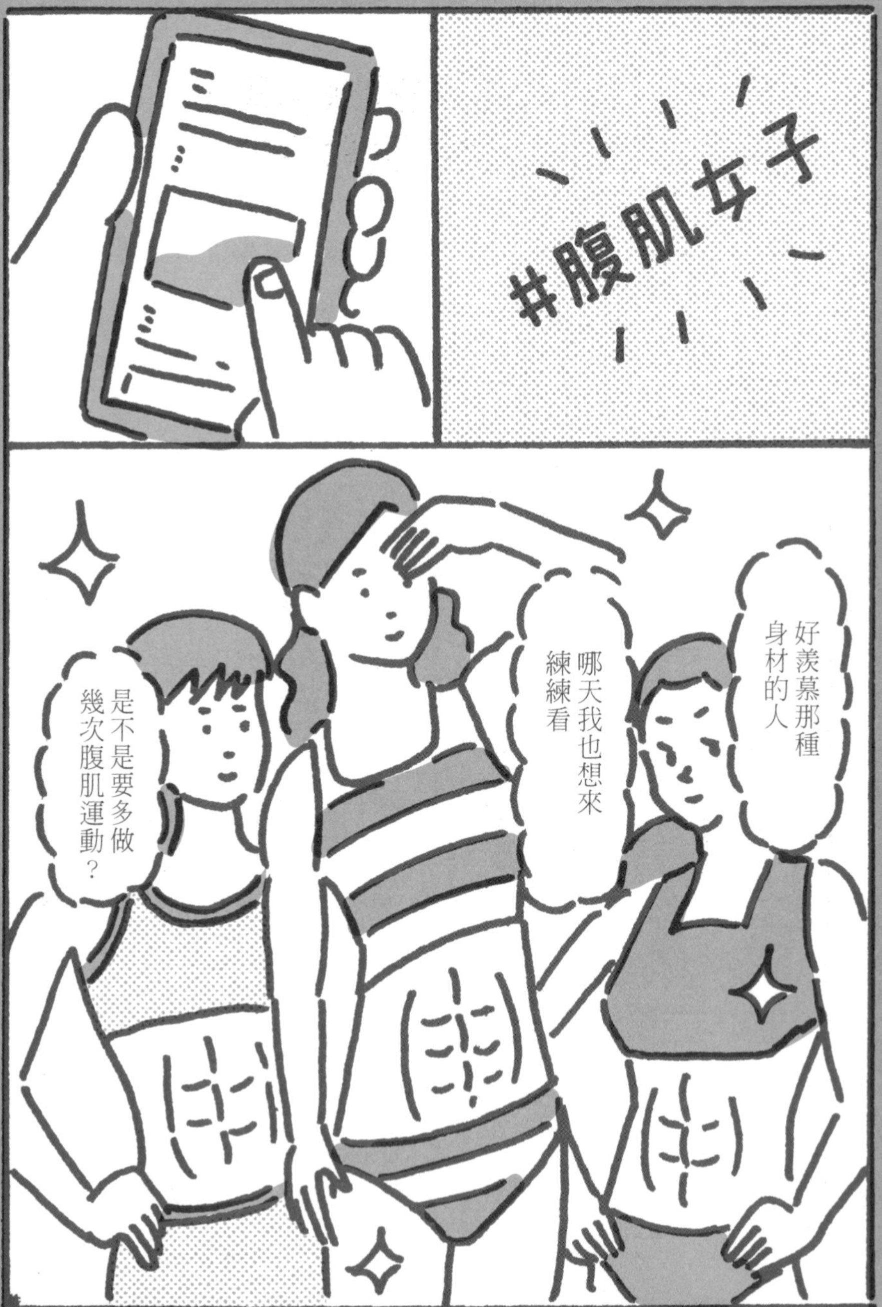
#腹肌女子
好羨慕那種身材的人
哪天我也想來練練看
是不是要多做幾次腹肌運動？

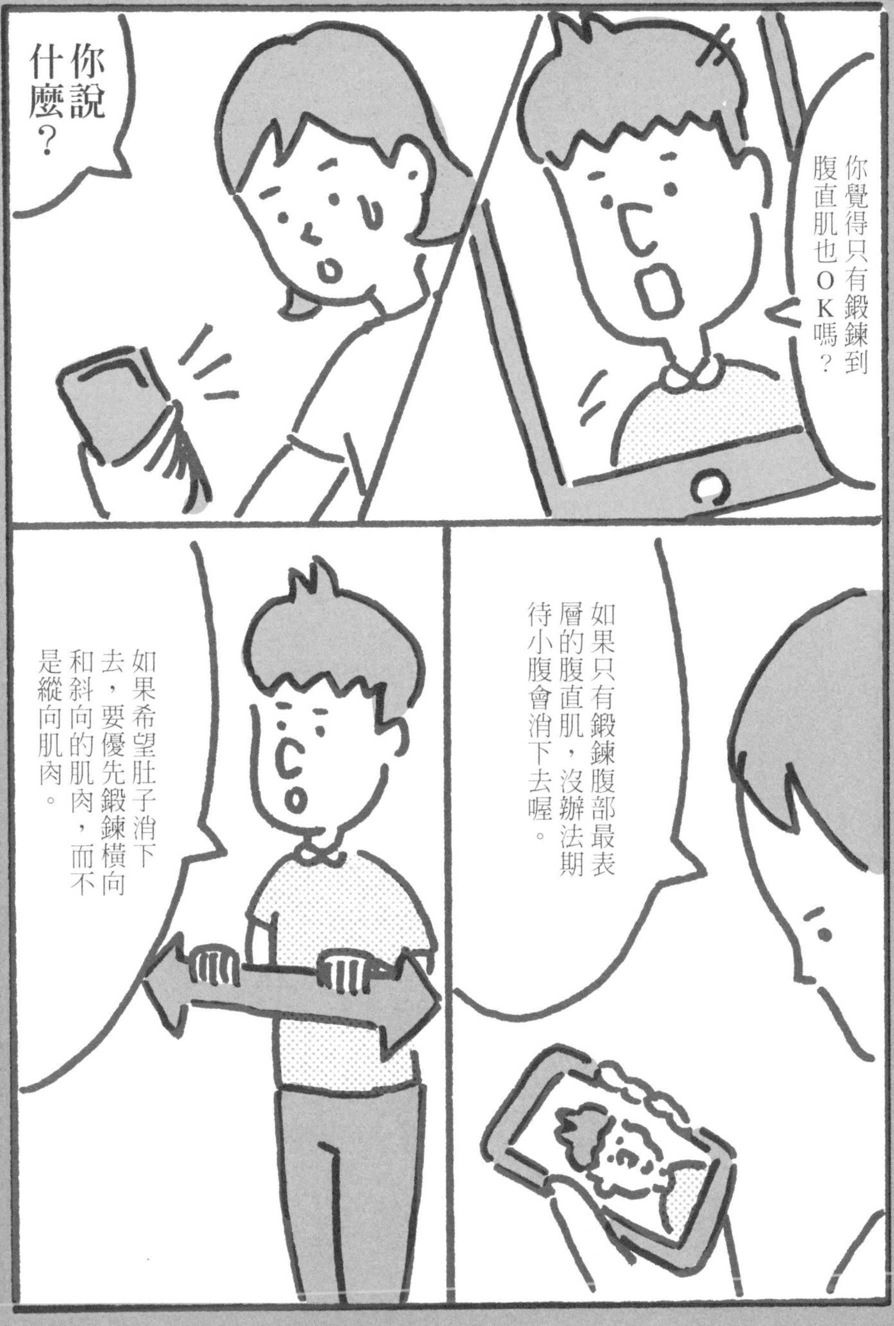
你覺得只有鍛鍊到腹直肌也ＯＫ嗎？
你說什麼？
如果只有鍛鍊腹部最表層的腹直肌，沒辦法期待小腹會消下去喔。
如果希望肚子消下去，要優先鍛鍊橫向和斜向的肌肉，而不是縱向肌肉。

Introduction

強化外核心肌群 Level1～3

重新複習肌肉的動作

肌肉由具有收縮性的纖維狀細胞所組成。因為是纖維，一定會朝哪個方向延伸以組成肌肉。

當我們出力做任何動作時，肌肉一定會收縮。所以，所謂的肌力訓練，就是藉由運動把負荷加諸於肌肉，使其發揮力量。例如從抓住啞鈴把手臂伸直的狀態，進入彎曲手肘把啞鈴舉起的動作時，肌力會隨著肌纖維收縮而強化。另外，放下舉起的啞鈴時，原本收縮的肌纖維也會伸展。這個伸展的動作相當於舒張（拉筋），肌肉便是藉由不斷的收縮與伸展而得到鍛鍊。

腹橫肌的肌纖維如同束腹一樣包覆腹部周圍；如此一來，為了鍛鍊腹橫肌，我們必須讓橫向的肌纖維收縮。腹直肌是從肋骨一路延伸到恥骨的縱向肌肉，所以鍛鍊腹直肌，就是讓縱向的肌肉收縮與伸展。

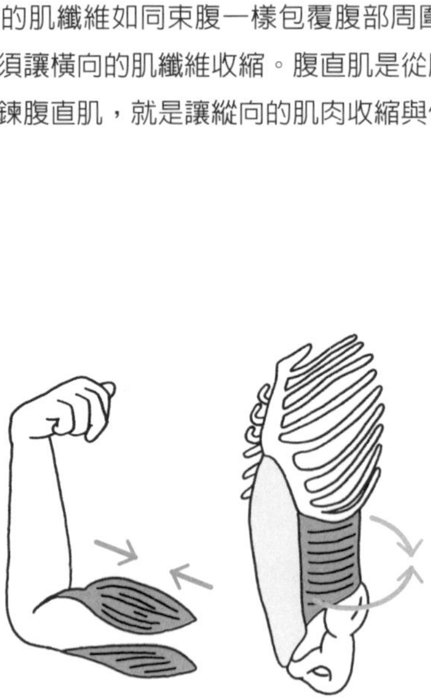

肌肉由肌束所構成

肱二頭肌的鍛鍊方式是讓從肩膀到手肘的縱向肌纖維上下收縮。如果要鍛鍊腹橫肌，則是要讓橫向排列的肌纖維左右收縮。

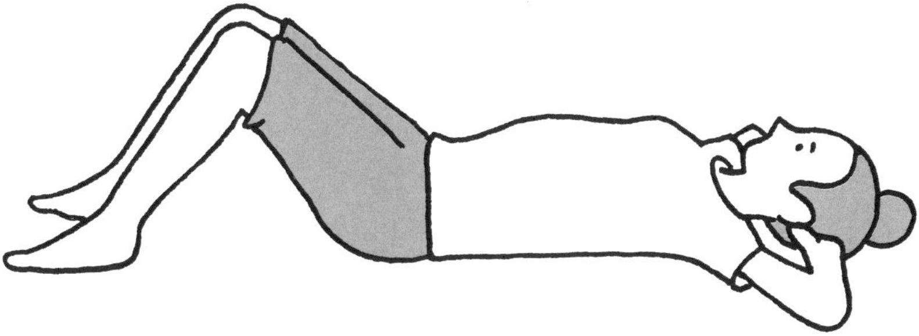

鍛鍊腹部肌群

利用腹部最表層的腹直肌挺起上半身，再藉由位於側腹的腹斜肌群收縮側腹，讓位於腹肌最深層的腹橫肌得到鍛鍊，以打造天然的束腰。

◎次數請依照自己的Level量力而為。
◎分別從Level 1進行縱向訓練（腹直肌）和橫向訓練（腹斜肌群、腹橫肌），等到能夠輕鬆完成整套動作，再進階到Level 2。

Let's Start!

腹斜肌鍛鍊

Level 1
扭動捲腹（Twisting Crunch）、腳貼牆上

左右各10～20次　**2~3個循環**

Start Position

雙腳靠牆，
仰躺在地板上。

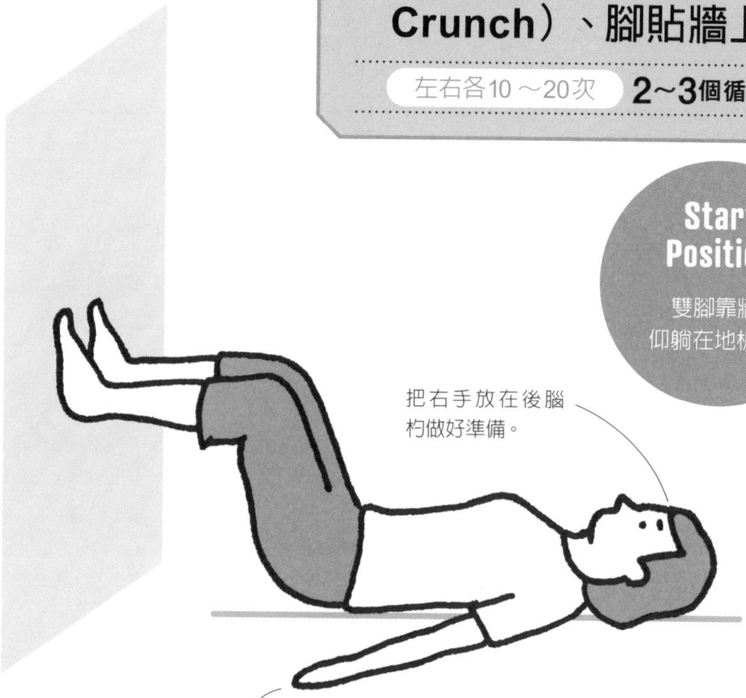

把右手放在後腦杓做好準備。

左臂朝身體旁邊伸展。

1

雙腳張開與腰圍同寬，靠牆。讓膝蓋與髖關節呈90度彎曲。

腹斜肌

由腹外斜肌與腹內斜肌所組成。腹外斜肌是從肋骨上部延伸到腸骨的肌肉。作用是彎曲腰椎時輔助腹直肌。腹內斜肌位於腹外斜肌的深層，肌纖維伸展的方向與腹外斜肌互為直角相交。

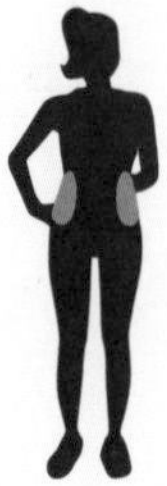

2

以扭轉上半身的方式起身，
讓右手肘可以碰到左膝蓋，
再慢慢回到原來的姿勢。

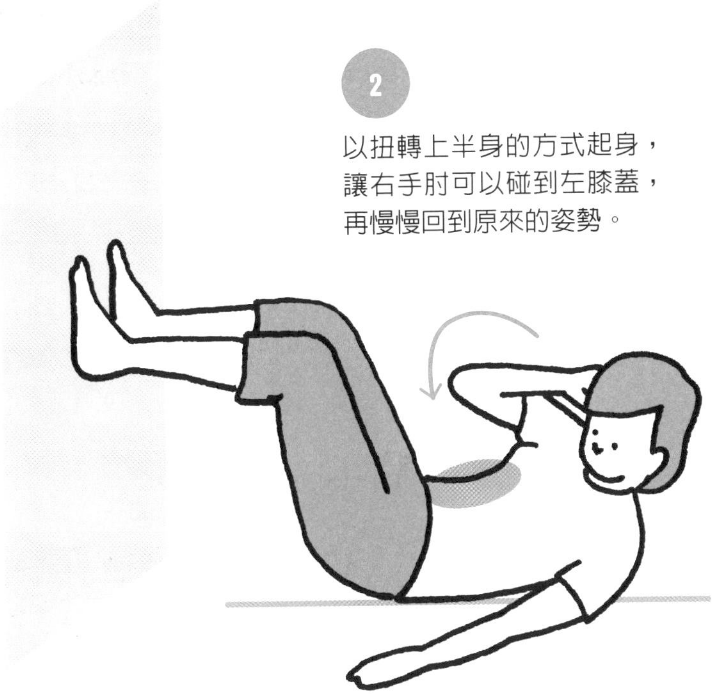

3 改變左右的方向，再反覆❶、❷的動作。

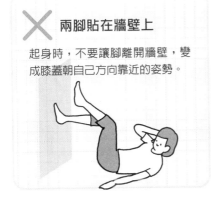

✕ 兩腳貼在牆壁上

起身時，不要讓腳離開牆壁，變成膝蓋朝自己方向靠近的姿勢。

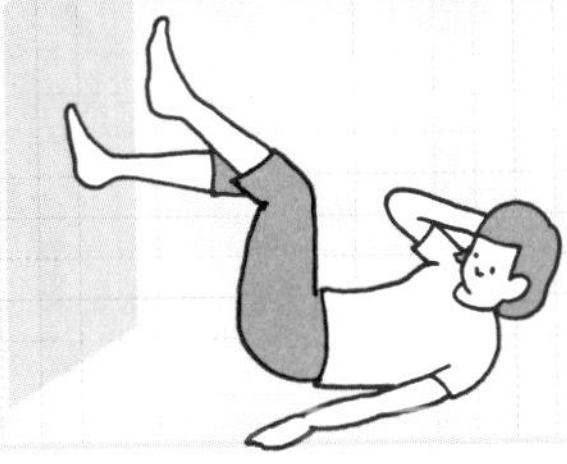

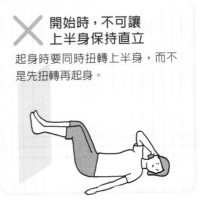

✕ 開始時，不可讓上半身保持直立

起身時要同時扭轉上半身，而不是先扭轉再起身。

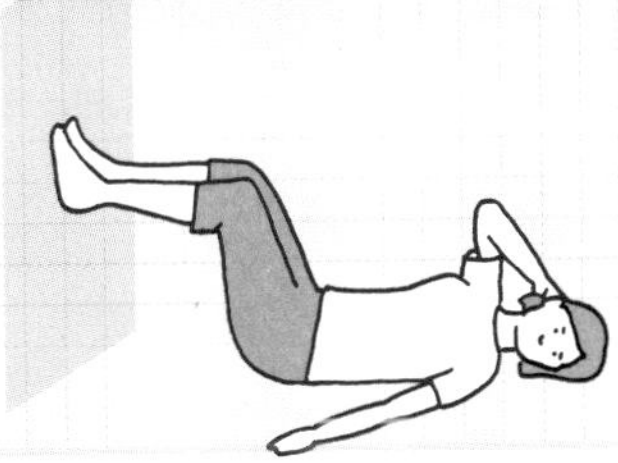

腹斜肌鍛鍊

Level 2
扭動捲腹（Twisting Crunch）、膝蓋到手肘

左右各10～20次 **2~3個循環**

Start Position

仰躺在地板上。

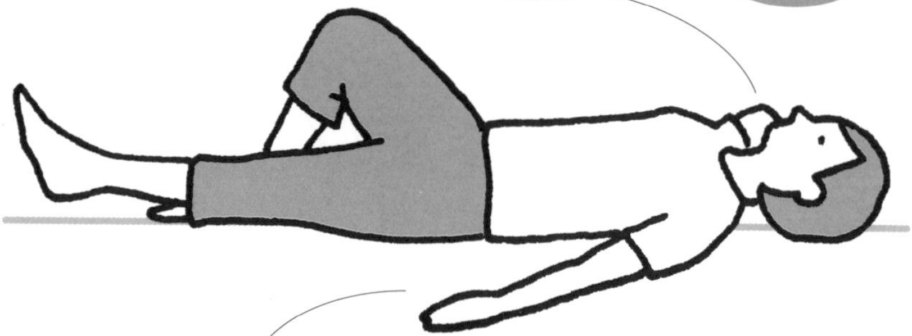

1

把左腳伸直，不要緊貼於地板。
豎起右膝，與地板呈90度。

腹斜肌

由腹外斜肌與腹內斜肌所組成。腹外斜肌是從肋骨上部延伸到腸骨的肌肉。作用是彎曲腰椎時輔助腹直肌。腹內斜肌位於腹外斜肌的深層，肌纖維伸展的方向與腹外斜肌互為直角相交。

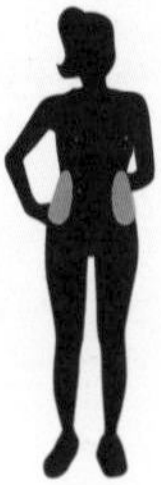

2

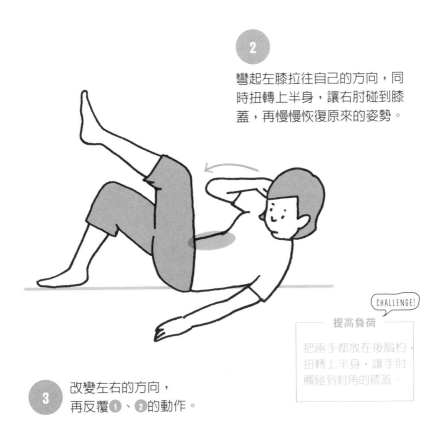

彎起左膝拉往自己的方向，同時扭轉上半身，讓右肘碰到膝蓋，再慢慢恢復原來的姿勢。

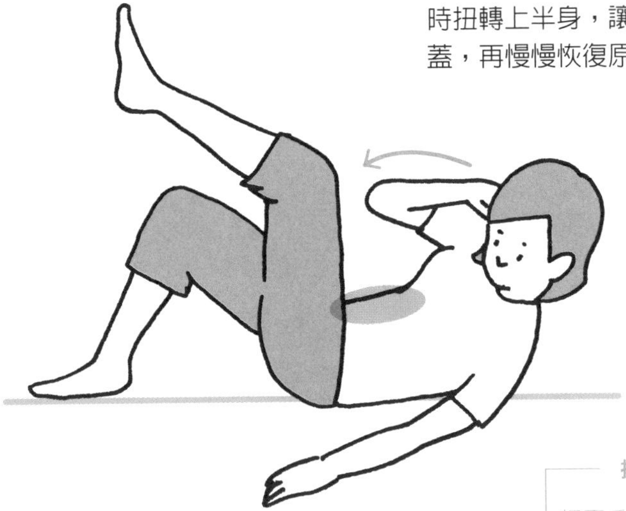

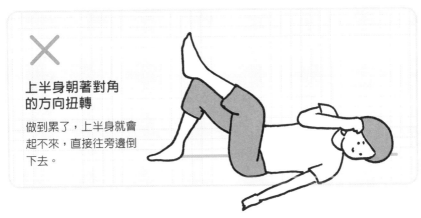

CHALLENGE!

提高負荷

把兩手都放在後腦杓，扭轉上半身，讓手肘觸碰到對角的膝蓋。

3

改變左右的方向，
再反覆①、②的動作。

✕

上半身朝著對角的方向扭轉

做到累了，上半身就會起不來，直接往旁邊倒下去。

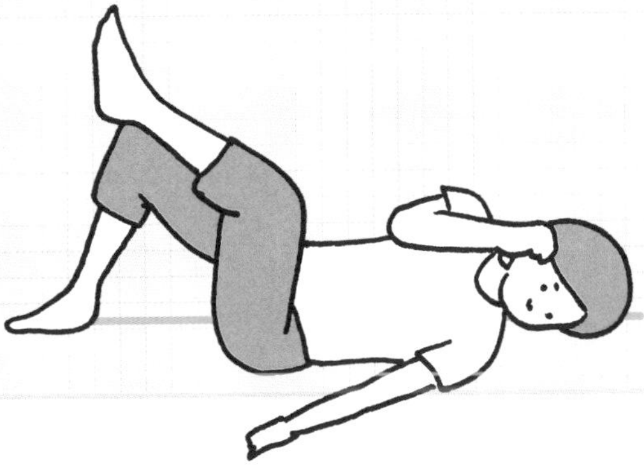

腹斜肌鍛鍊

Level 3
扭動捲腹（Twisting Crunch）

左右各10～20次 **2~3個循環**

Start Position

仰躺在地板上。

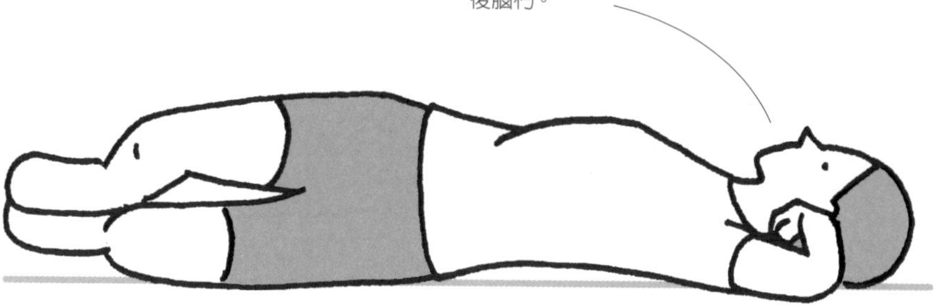

1

雙膝併攏，彎曲成90度，
往旁邊直直倒下去。

腹斜肌

由腹外斜肌與腹內斜肌所組成。腹外斜肌是從肋骨上部延伸到腸骨的肌肉。作用是彎曲腰椎時輔助腹直肌。腹內斜肌位於腹外斜肌的深層，肌纖維伸展的方向與腹外斜肌互為直角相交。

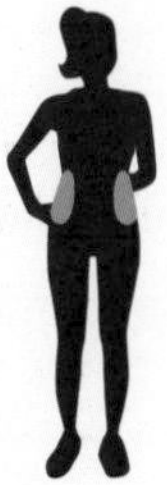

扭動捲腹（Twisting Crunch）

2

固定好下半身，彎起背部，挺起上半身，直到肩胛骨離開地板。再慢慢恢復原來的姿勢。

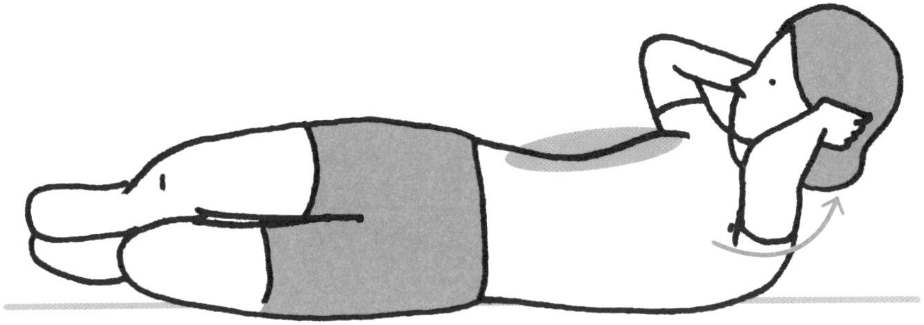

3 改變左右的方向，再反覆①、②的動作。

扭轉身體的動作要做得確實

如果做到累了，要扭轉身體就會變得比較吃力。因為心有餘而力不足，上半身很容易往旁邊倒。

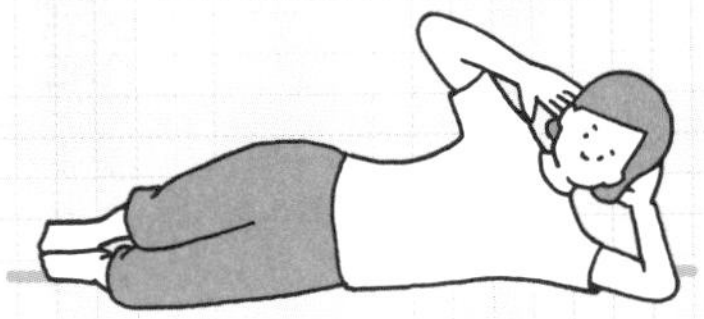

雙膝併攏，貼在地板

雙膝一離開地板，要一邊扭轉著身體起來的難度就會提高。

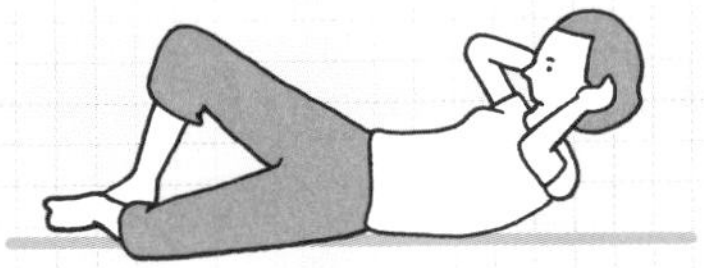

腹直肌鍛鍊

Level 1

捲腹（Twisting Crunch）、靠牆

10～20次　**2～3個循環**

Start Position

雙腳靠牆，
仰躺在地板上。

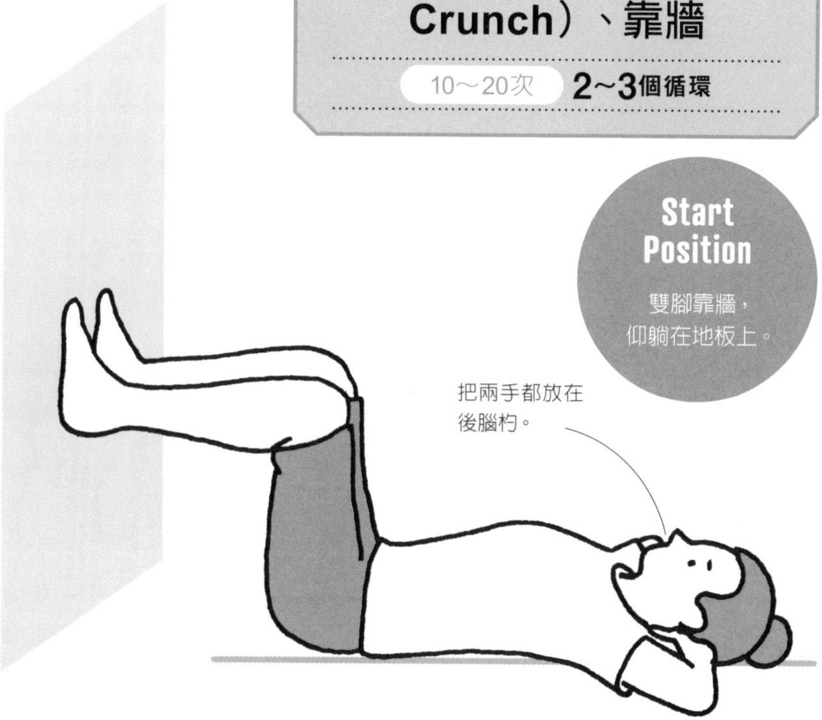

1

雙腳張開與腰圍同寬，靠牆。
讓膝蓋與髖關節呈90度彎曲。

腹直肌

從肋骨下方一路延伸到恥骨的成對肌肉。負責執行腰椎彎曲的動作，縮短肋骨和恥骨的距離。另外，左右兩邊的腹直肌，也各自負責腰椎的左右彎曲。

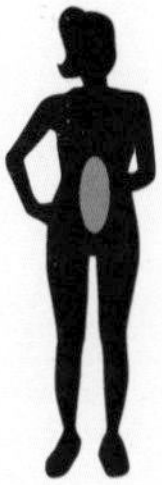

2

彎起背部，挺起上半身，直到肩胛骨離開地板。再慢慢恢復原來的姿勢。

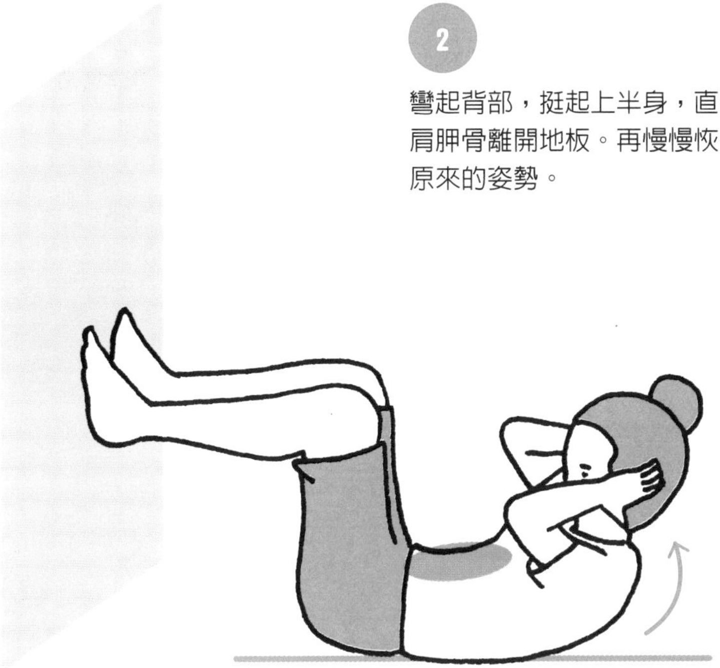

✕

維持膝蓋彎曲90度

膝蓋彎曲的角度如果沒有維持90度，身體就無法得到足夠的支撐，導致上半身起不來。

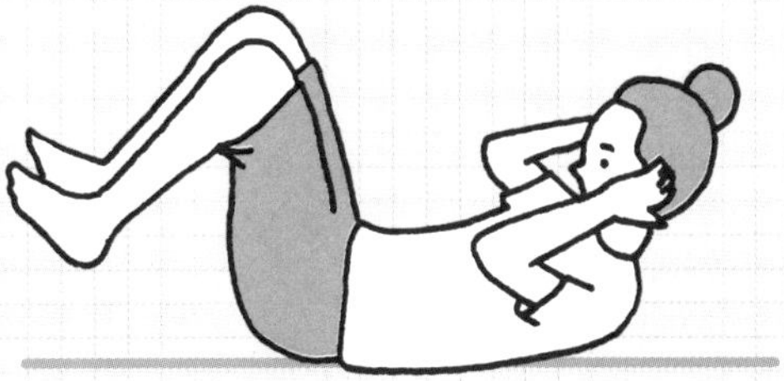

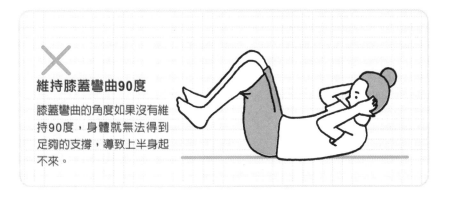

腹直肌鍛鍊

Level 2

屈膝捲腹

10～20次 **2～3個循環**

Start Position

仰躺在地板上。

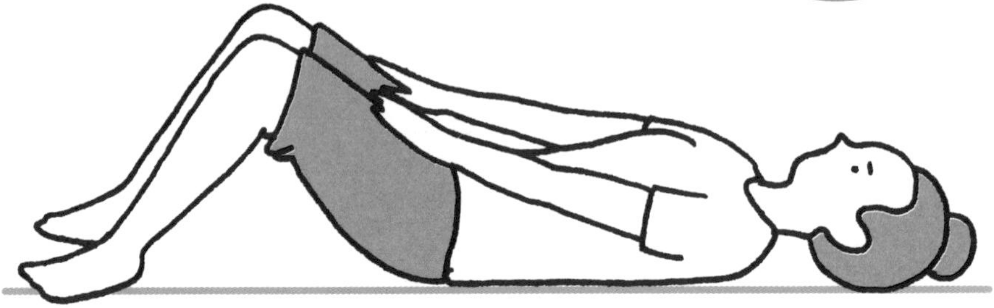

1

雙腳屈膝約90度，打開與腰圍同寬，雙手放在大腿上。

腹直肌

從肋骨下方一路延伸到恥骨的成對肌肉。負責執行腰椎彎曲的動作，縮短肋骨和恥骨的距離。另外，左右兩邊的腹直肌，也各自負責腰椎的左右彎曲。

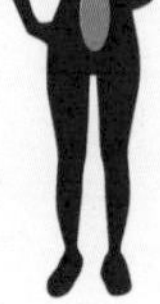

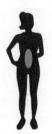

2

彎起背部起身，同時讓手從大腿往膝蓋方向滑下去，直到碰到膝蓋。再慢慢恢復原來的姿勢。

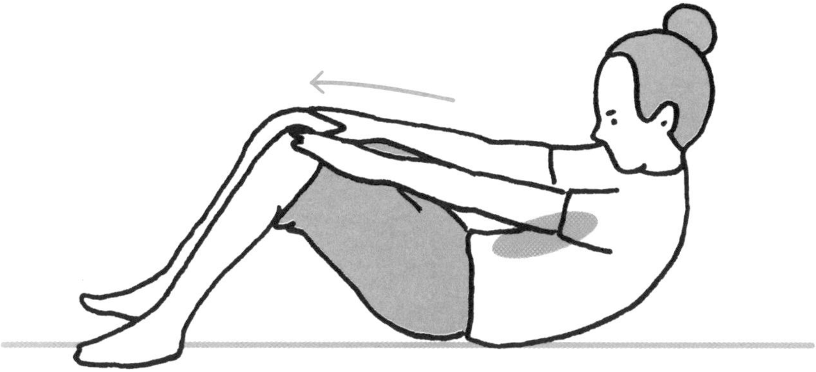

✕ 上半身不要完全起來

不必將上半身完全抬起來。抬起上半身，也能順便鍛鍊髖關節的髂腰肌。

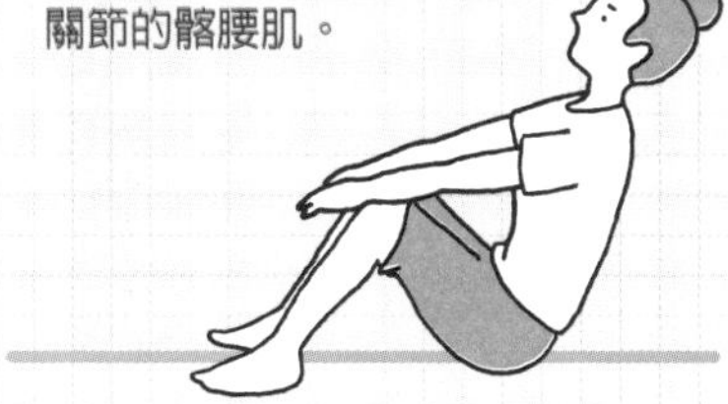

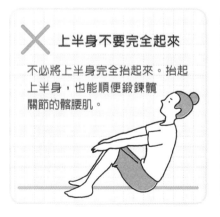

✕ 收下巴

覺得做得很吃力時，人很容易不自覺的抬起下巴。但是抬下巴會造成腰椎前彎，還會引起脖子疼痛。

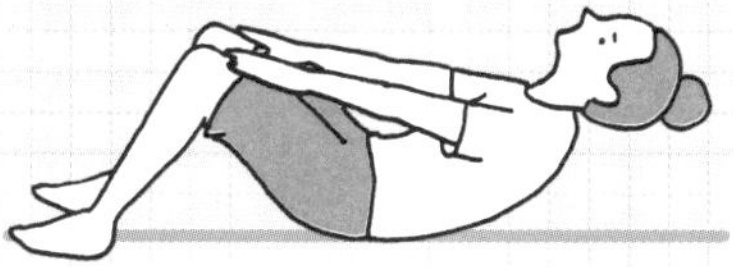

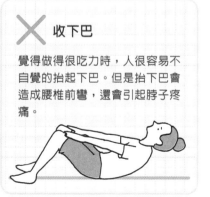

腹直肌鍛鍊

Level 3

捲腹

10～20次 **2～3個循環**

Start Position

仰躺在地板上。

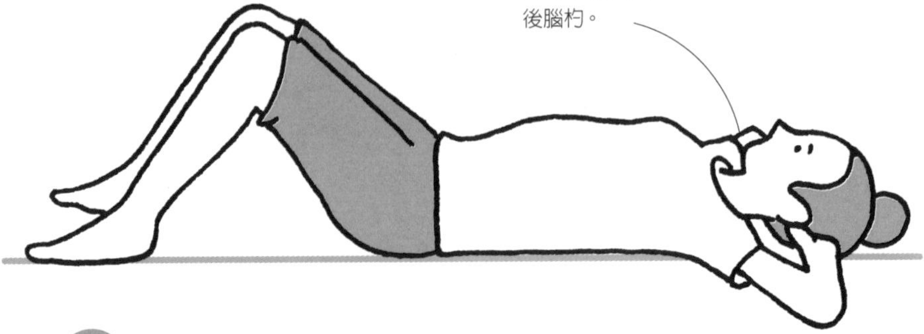

1

雙腳張開與腰圍同寬。
膝蓋彎曲至90度。

腹直肌

從肋骨下方一路延伸到恥骨的成對肌肉。負責執行腰椎彎曲的動作，縮短肋骨和恥骨的距離。另外，左右兩邊的腹直肌，也各自負責腰椎的左右彎曲。

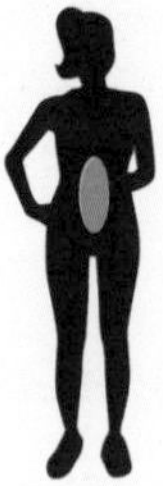

POINT!!

負荷 DOWN ▼

覺得脖子會痛的人，或是肩關節僵硬、無法把手舉起來的人，可以拉條毛巾當作輔助。

2

彎起背部起身，讓左右的肩胛骨都離開地板。再慢慢恢復原來的姿勢。

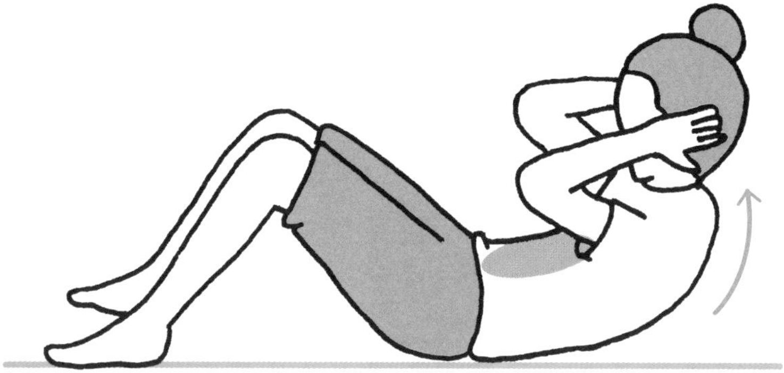

○

開始時一定要讓腰部緊貼在地板，儘量不要留下空隙。

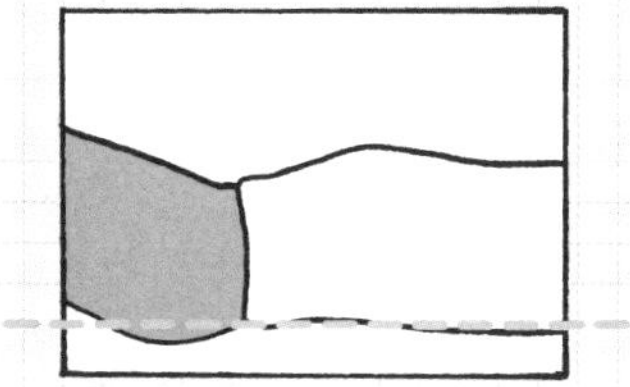

✕

腰部如果前彎，反彈的力道會成為腰部的負擔。

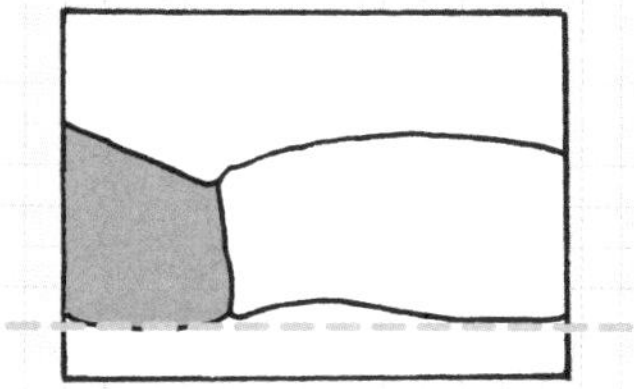

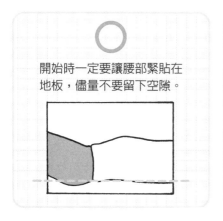

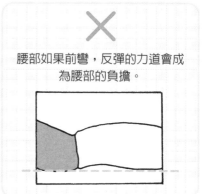

LIFE STYLE ▶▶ 1

若想打造塊塊分明的腹肌與抬起上半身的能力，必須鍛鍊縱向肌肉

鍛鍊腹直肌無法讓小腹變得平坦，也不能形成天然束腰來保護腰椎，但是它在抬起上半身和彎曲身體時，都扮演著重要的角色。

舉例而言，當我們的身體向後彎時，如果沒有腹直肌，馬上就跌倒了。還有，早上起床時，如果少了腹直肌，就沒辦法從被窩起身了。

除此之外，當我們運動時，也有很多場合會運用到腹直肌。例如網球運動員在發球時，必須先拋球，做出背弓姿勢，再借用反彈力，以強力將球擊出。這時，腹直肌會承受沉重的負荷。換言之，對網球運動員而言，腹直肌是不可或缺的肌肉。當然，只鍛鍊腹直肌，就像捲筒衛生紙的芯筒已經變得軟爛不堪，只靠最外圍的黏土補強。**這也是為什麼除了要確實鍛鍊內核心肌群，還要加上腹肌運動才看得到成效的理由。**

腹直肌無力的人，只要稍微彎腰就很容易跌倒，甚至受傷。讀過本書的讀者，以後在健身房等處接受如何鍛鍊腹直肌的指導時，心裡可能會產生這樣的疑問：「腹直肌練了也不會讓肚子消下去，鍛鍊的優先順序應該排在很後面，爲什

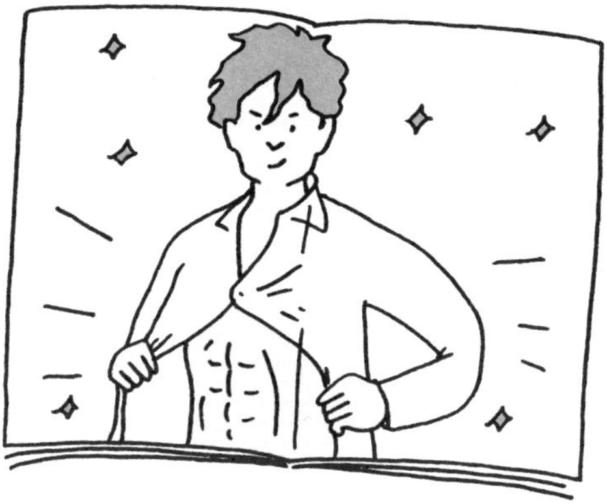

麼還要我練呢？」我想，對方要學員鍛鍊腹直肌的用意並非是爲了瘦肚子，而是基於這樣的鍛鍊有益於今後的生活品質和日常生活的動作吧！

想要鍛鍊出線條分明的腹肌時

腹直肌經過鍛鍊之後，肌肉會隆起1～2cm，確實可以帶來肌肉看起來線條分明的視覺效果。但是，有些皮下脂肪原本就厚實的人，不論再怎麼鍛鍊腹直肌，肌肉線條還是看起來不明顯。說得直白一點，一個體脂肪直逼30%、挺著大肚腩的人，即使很努力做腹肌運動，效果也是杯水車薪。因此，對於皮下脂肪多的人而言，當務之急是先減掉皮下脂肪。

有些身材苗條的男偶像，脫掉上衣之後，露出的腹肌就像「冰塊盒」，相當精實。與其說他們的腹肌是靠做腹肌運動練出來的，不如說他們只是皮下脂肪很少。**基本上，不論是什麼樣的人，只要想辦法消除全身的皮下脂肪，腹直肌的結構就會變成「塊塊分明」**。總而言之，除了消除皮下脂肪，還要配合腹肌運動，腹直肌才會隆起。

LIFE STYLE ▸▸ 2

姿勢的不良，源自於核心肌群的無力

有駝背困擾的人，為了矯正姿勢，有時候會刻意把背脊挺直。刻意抬頭挺胸，確實看起來像是姿勢有所改善。這點或許強烈受到大家從小在家裡或學校，一直被長輩提醒「你要抬頭挺胸！」的教育方針所影響。但是，長時間維持抬頭挺胸的姿勢，總會感到疲勞。把背脊挺直，主要使用到的是位於身體淺層的肌肉，**但肌肉量下降時，人還是用肌肉的力量硬撐，勉強自己保持抬頭挺胸的姿勢**。

為了保持上半身的姿勢，少不了核心肌群的支撐。只要核心肌群強而有力，姿勢當然不會輕易走樣，也不會容易駝背了。

把肩胛骨往內靠

為了保持良好的姿勢，除了核心肌群，另一項重要因素取決於「肩胛骨的位置」。如同字面上的意思，肩胛骨就是位於肩部的骨骼，與其他骨骼相連的面積很狹窄，處於懸空的狀態。肩胛骨的內側通常位在距離背骨5～6㎝之處。

因為久坐辦公室等長時間保持前傾姿勢，肩膀也會往前

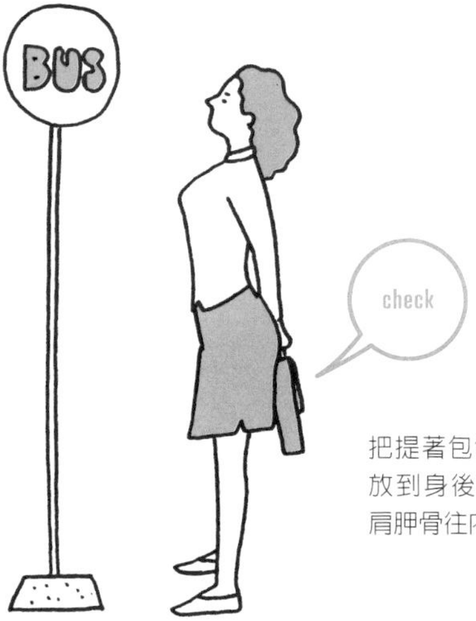

把提著包包的手放到身後，促進肩胛骨往內收。

縮，背部也愈來愈駝。當背部縮成一團，肩胛骨就會脫離背骨往外開，原因是連結背骨和肩胛骨的肌肉變得衰弱。**負責連結背骨和肩胛骨的是菱形肌**，如同字面上的意思，菱形肌的形狀是菱形，主要負責的肌肉動作是懸垂運動等。另外，爲了讓肩胛骨保持內收，斜方肌也扮演著很重要的角色。

鍛鍊菱形肌和斜方肌，確實能夠讓外展的肩胛骨內收至一定程度。**只要肩胛骨往內收，就不容易彎腰駝背了**。

其實，只要掌握一些小訣竅，我們在日常生活中，也能輕鬆幫助肩胛骨往內收。例如利用等公車之類的空檔，把提著包包的手放到身後，就能讓肩胛骨往內側移動。或是一手拿著包包，把另一手放在桌子上，想像著把肩胛骨往上拉的樣子，把包包往上提（記得要在身體稍微前傾的狀態下進行）。

包含核心肌群在內的肌肉強化，對於消除凸出的小腹和駝背是不可或缺的重要幫手。爲了確保以良好的姿勢來鍛鍊肌肉，請隨時提醒自己「不要低頭」。因爲良好的姿勢與低頭俯視的姿勢不可能同時做到。

LIFE STYLE ▸▸ 3

喝啤酒其實不會造成啤酒肚

喜歡喝酒的人，尤其是喜歡啤酒的朋友，可能都曾有過很想喝，卻又擔心喝出啤酒肚的煩惱。正如「啤酒肚」這3個字，只要說到啤酒，很多人的第一印象就是喝愈多，小腹會變得愈大。其實，「啤酒肚」一詞，一開始指的是肚子像啤酒桶一樣巨無霸，並沒有喝了啤酒肚子會變大的意思。

雖然每個廠牌多少有些差異，基本上，一罐啤酒（350ml）的熱量大約是140～180大卡。如果喝完一罐，等於攝取了這麼多熱量。值得注意的是，很少人會只喝啤酒，通常還會搭配下酒菜。而且大部分的人喝了啤酒就胃口大開，很容易放縱自己，大啖炸薯條和烤雞串等鹽分高、熱量也高的下酒菜。

下酒菜吃太多，等於攝取過多的熱量，**而這些多餘的熱量，就會以內臟脂肪的型態囤積於體內**。其實這才是造成小腹日益凸出的眞正原因。

當然，喝啤酒以外的酒也一樣，如果不是單喝酒，還搭配過多的下酒菜，導致一天攝取的總熱量超過一天消耗的總熱量，那麼小腹會愈來愈凸出也不足爲奇了。

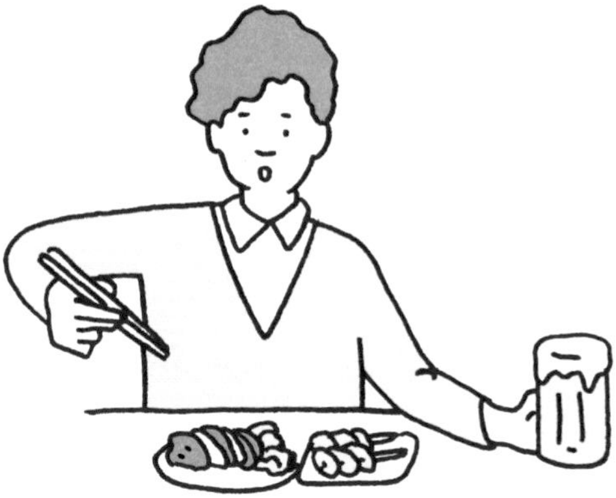

肌肉量若是減少，上半身和下半身就會失去平衡

更可怕的事還在後頭。**飲酒過量一旦演變成常態，全身的肌肉量就會減少是不爭的事實**，有關這點也已經透過科學實證。

肌肉會從大腿、臀部等下半身的大面積肌肉開始減少。所以，肌力減弱的人，容易變得肚子凸出，但腰腿（下半身）卻顯得相對纖細，成為看起來不太對稱的體型。

因為下半身必須承受更多的重量，所以上半身和下半身的肌肉嚴重失衡。這樣也可能造成各種弊害，包括因髖關節和腰椎負擔過重所形成的椎間盤突出，胸椎和頸椎的弧度偏移。

飲酒過量、暴飲暴食、營養失衡的飲食生活，都是在開始鍛練體幹之前，必須優先解決的問題，請各位務必注意。

想要完成全馬，必須鍛鍊出能夠連續跑40km以上的體幹❶——體幹強弱的差異

我長年在大學的田徑社擔任指導教練；如果我指導的學校有參加箱根驛傳的實力，就會遇到很多來自日本各地、通過選拔賽脫穎而出的優秀選手。

不過，即使共聚一堂的都是「實力頂尖等級」的選手，每個選手的體幹還是有強弱之別。

一般普遍流傳的說法是：只要替跑者們拍張照片，每個人的體幹實力高下立判。原因是替體幹弱的選手拍照時，容易拍到頭部晃動的照片。

同樣的道理，假設社團的社員總共有40名。只要讓他們站在同一個起跑點同時出發，哪個人的體幹強、誰的體幹弱，只要看一下就知道了。體幹強的選手，頭部和身體會一直保持穩定的狀態。不過，他們的肩膀和骨盆都會旋轉，而且與手腳連動，藉由甩動產生推進力。身體的中軸隨時保持安定，所以身體看起來像是靜止不動。

相對地，體幹較弱的選手，頭部在跑步的時候經常晃動。如果只看一位選手，可能看不太出來，但如果和體幹處於穩定狀態的選手一起比較，就能夠清楚看到頭部晃動的樣子。即使是經驗不多的新人教練，也能夠馬上指出這一點。

有趣的是，大概在起跑後的前5公里，這40名社員的跑步姿勢都還能夠保持穩定，但過了6公里後，就是實力見真章的時候。有的選手是過了10km身體開始搖搖晃晃；有些選手撐得比較久，一直過了15km才出現異樣。

上述的差異完全取決於平日的鍛鍊，能夠把體幹強化至何種程度。至於身體能否在跑步中維持穩定，也依選手的體幹實力而異。

PART 4 透過鍛鍊體幹，讓小腹消下去②

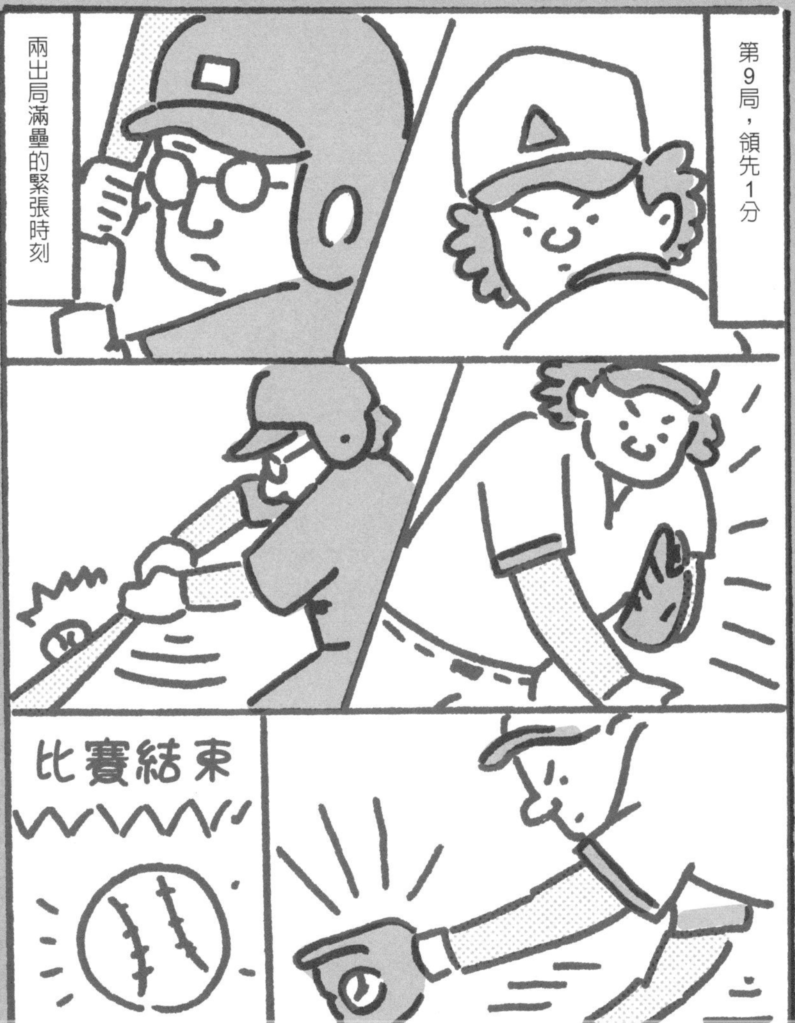
第9局，領先1分
兩出局滿壘的緊張時刻
比賽結束

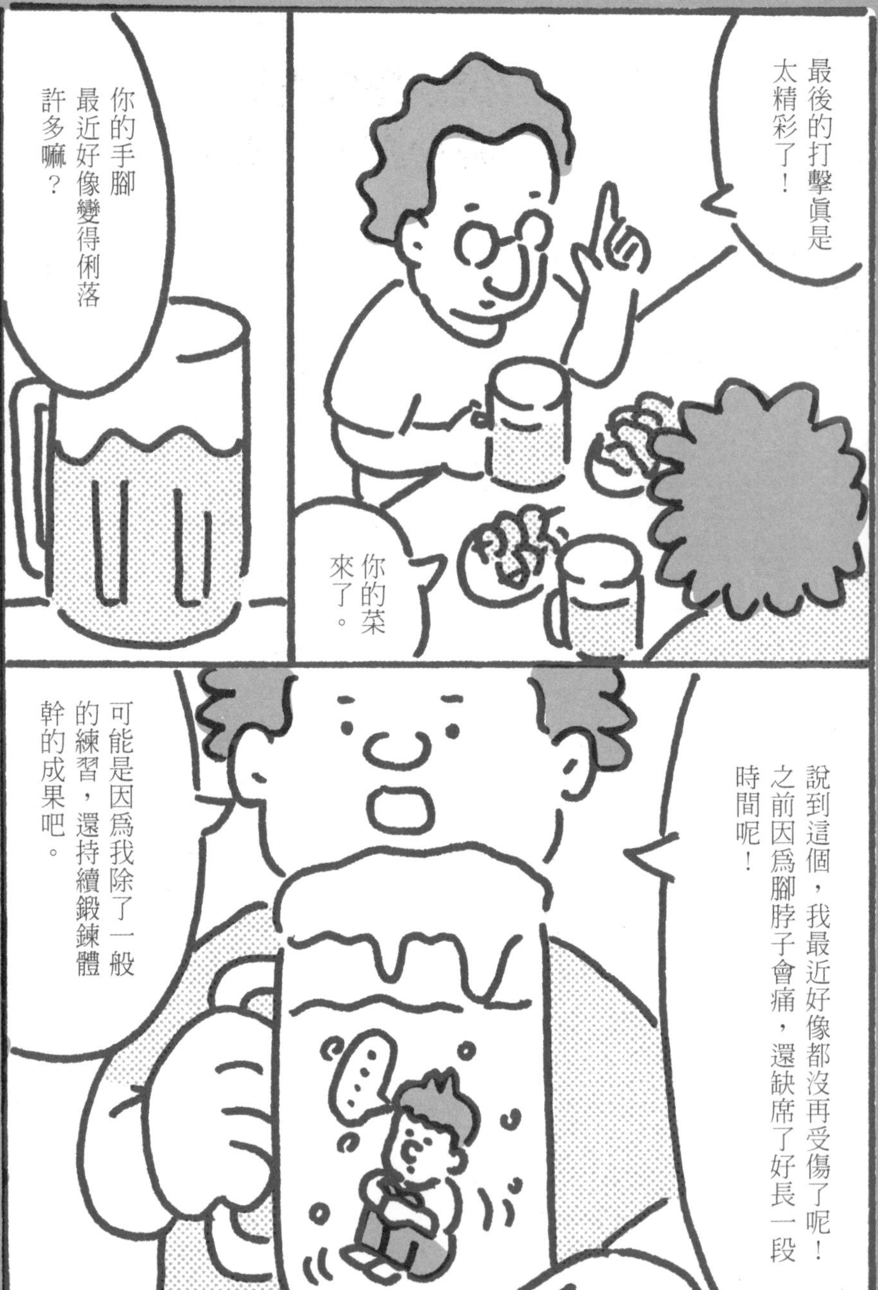
最後的打擊眞是太精彩了！
你的菜來了。
你的手腳最近好像變得俐落許多嘛？
說到這個，我最近好像都沒再受傷了呢！之前因爲腳脖子會痛，還缺席了好長一段時間呢！
可能是因爲我除了一般的練習，還持續鍛鍊體幹的成果吧。

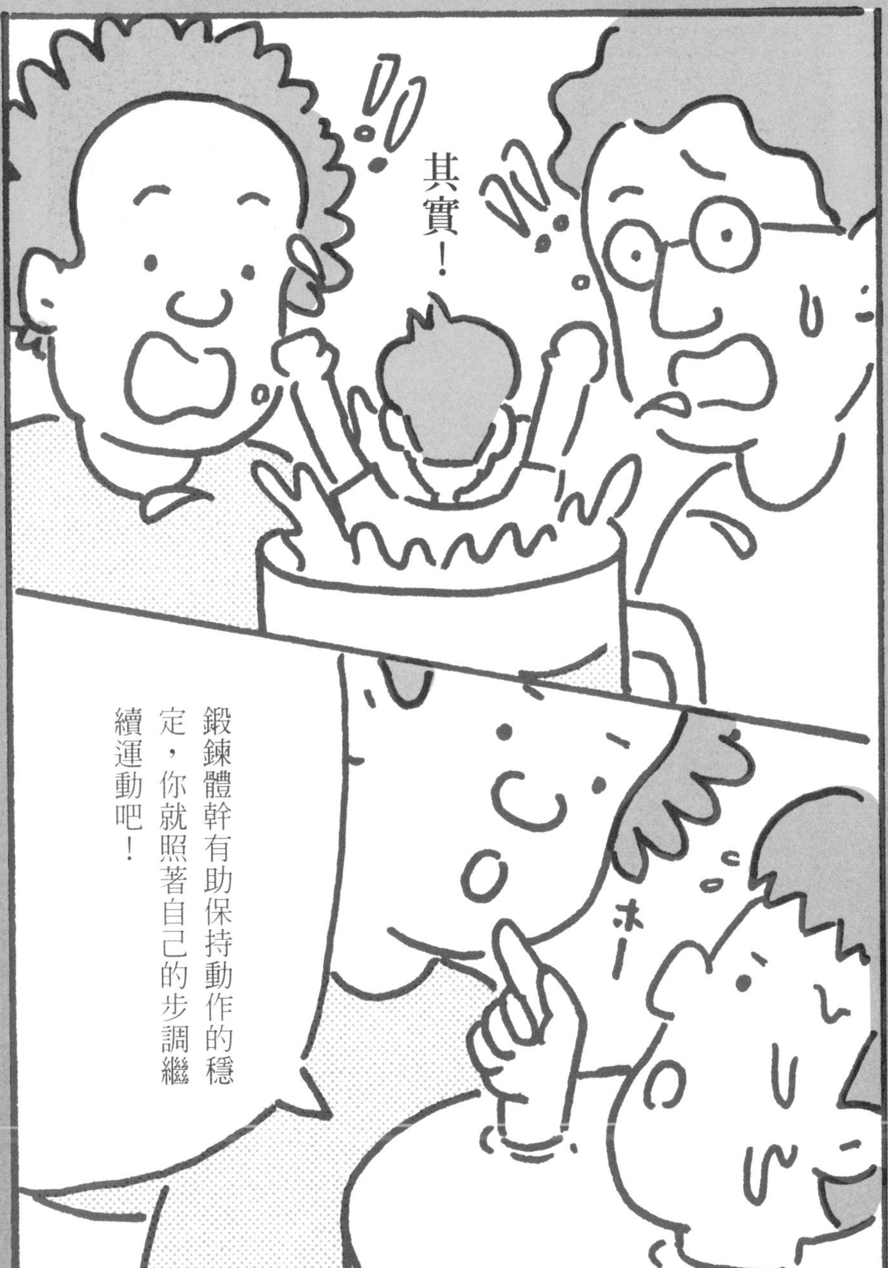
其實！
鍛鍊體幹有助保持動作的穩定，你就照著自己的步調繼續運動吧！
ホー

Introduction

強化外核心肌群 Level4～5

骨盆的歪斜與臀部變大，都是源自於腹橫肌的衰退

腹橫肌有如隱形束腹般包覆著肋骨到位於骨盆左右的腸骨邊緣，也能發揮抑制骨盆變寬的作用。所以，如果腹橫肌的肌力衰退，骨盆當然也會愈來愈往橫向發展，這種狀態稱為骨盆的「外擴」。

女性生產時造成的骨盆外擴，就是其中最典型的例子之一。有過生產經驗的女性讀者當中，說不定有人曾經聽過「要做運動縮骨盆」的建議。其實，對方的用意就是要改善骨盆外擴的問題。另外，還有一種常聽到的「骨盆歪斜」，指的也是骨盆外擴，正確來說，和骨盆本身產生歪斜不一樣。

骨盆外擴，尤其容易發生在骨盆原本就寬的女性身上。骨盆外擴的情形一旦產生，腹部的內臟位置就會往下掉。這就是為什麼有些人的內臟脂肪明明不多，下腹部卻明顯凸出的原因。骨盆外擴也可能導致臀部愈來愈大。不論是為了改善哪一個問題，最好的方法就是鍛鍊腹橫肌。

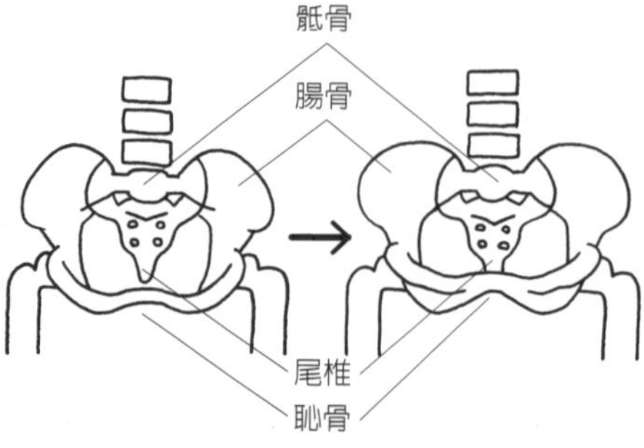

骨盆的外擴

腹橫肌的衰退會造成骨盆變寬。骨盆如果變寬，臀部看起來就大。不但如此，因為腹部的內臟位置會跟著往下掉，連下腹部看起來也會明顯凸出。

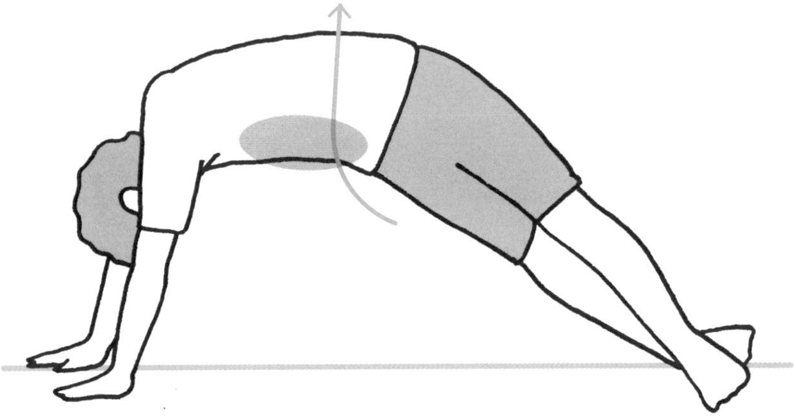

鍛鍊腹部肌群

從PART 3的體幹訓練進階到下一階段，鍛鍊腹直肌、腹斜肌群、腹橫肌。

◎次數請依照自己的Level量力而為。
◎分別從Level 4進行縱向訓練（腹直肌）和橫向訓練（腹斜肌群、腹橫肌），等到能夠輕鬆完成整套動作，再進階到Level 5。

Let's Start!

腹斜肌鍛鍊

Level 4
半扭轉仰臥起坐、with 椅子

左右各10 ～20次 **2~3個循環**

腹斜肌

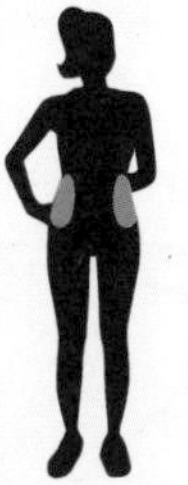

由腹外斜肌與腹內斜肌所組成。腹外斜肌是從肋骨上部延伸到腸骨的肌肉。作用是彎曲腰椎時輔助腹直肌。腹內斜肌位於腹外斜肌的深層，肌纖維伸展的方向與腹外斜肌互為直角相交。

Start Position

橫靠在椅子上，坐下。

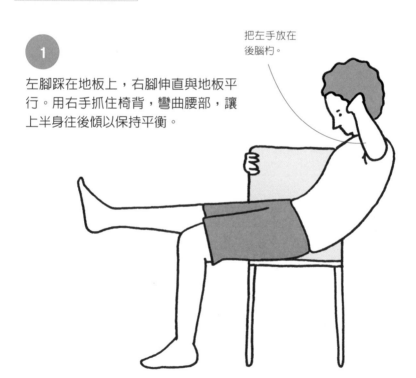

1

左腳踩在地板上，右腳伸直與地板平行。用右手抓住椅背，彎曲腰部，讓上半身往後傾以保持平衡。

2

彎起右腳，往身體方向拉，上半身往右扭轉，直到右手肘碰到腳。再慢慢恢復原來的姿勢。

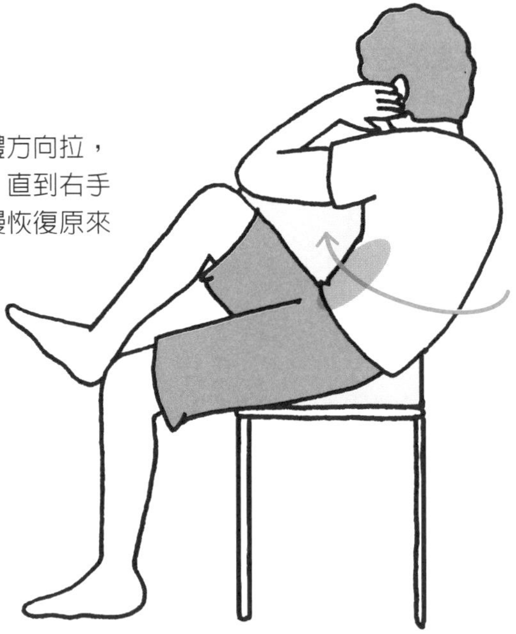

3 左右邊交替進行。

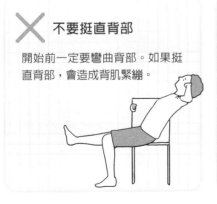

✕ 不要挺直背部

開始前一定要彎曲背部。如果挺直背部，會造成背肌緊繃。

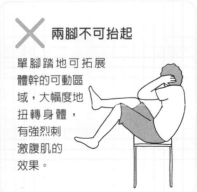

✕ 兩腳不可抬起

單腳踏地可拓展體幹的可動區域，大幅度地扭轉身體，有強烈刺激腹肌的效果。

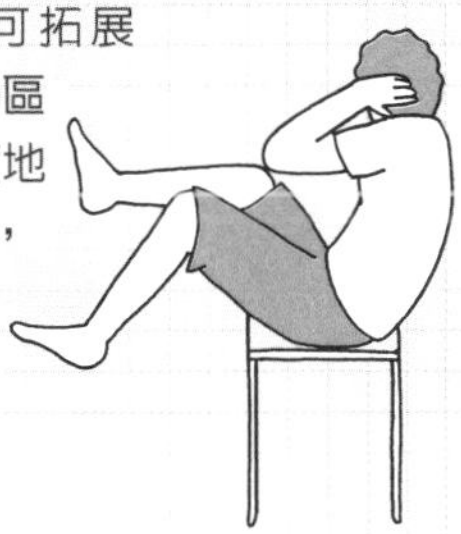

腹斜肌鍛鍊

Level 5

側邊真空（Sidevacuum）

左右各5～10次　**2~3個循環**

Start Position

把身體側向右邊，橫臥在地板上。

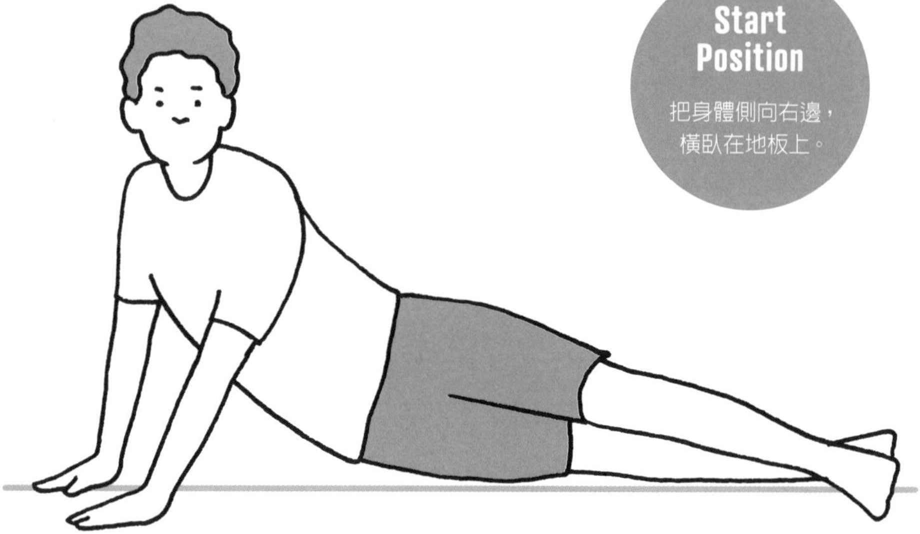

1

兩腳併攏，左腳在前。把右手放在肩膀的正下方，左手在前。

腹斜肌

由腹外斜肌與腹內斜肌所組成。腹外斜肌是從肋骨上部延伸到腸骨的肌肉。作用是彎曲腰椎時輔助腹直肌。腹內斜肌位於腹外斜肌的深層，肌纖維伸展的方向與腹外斜肌互為直角相交。

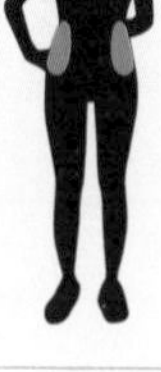

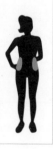

2 高高弓起背部，讓左側的骨盆像是從上面被拉起，再回到原來的姿勢。

CHALLENGE!

提升強度

如果行有餘力，可以在高挺起腰部時，放開左手。只要穩住重心，就能提升訓練的強度。

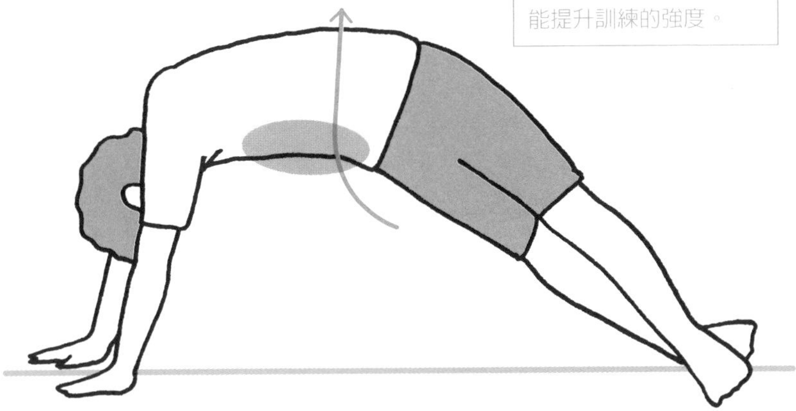

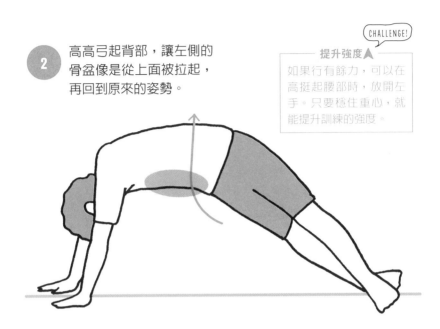

3 左右邊交替進行。

✕

骨盆不可和地板平行

重點是側著身體把骨盆抬起來。為了避免身體過於靠近地板，注意不可讓骨盆與地板平行。

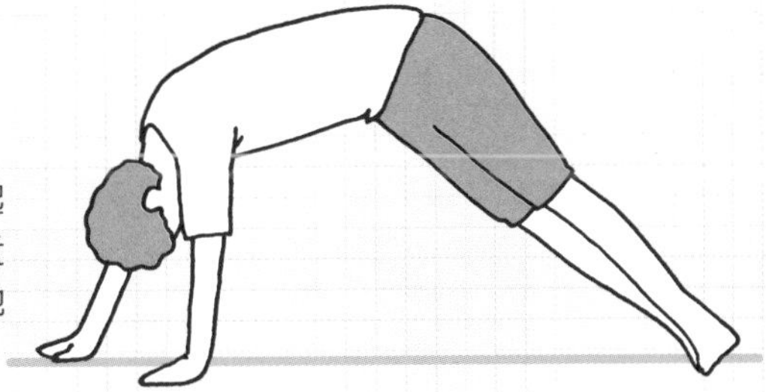

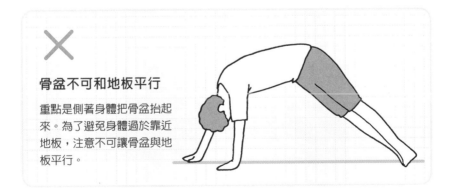

腹直肌鍛鍊

Level 4

捲腹&雙腿伸屈

10～20次 **2～3個循環**

Start Position

仰躺在地板上。

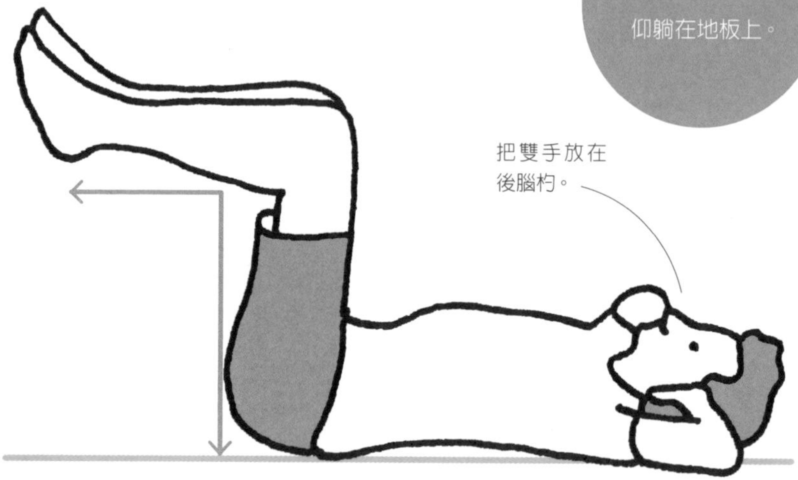

1

雙膝併攏彎曲成90度，
大腿與地板保持垂直。

腹直肌

從肋骨下方一路延伸到恥骨的成對肌肉。負責執行腰椎彎曲的動作，縮短肋骨和恥骨的距離。另外，左右兩邊的腹直肌，也各自負責腰椎的左右彎曲。

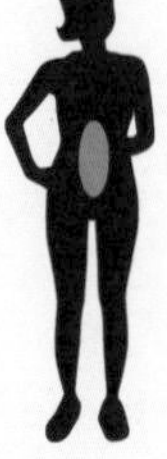

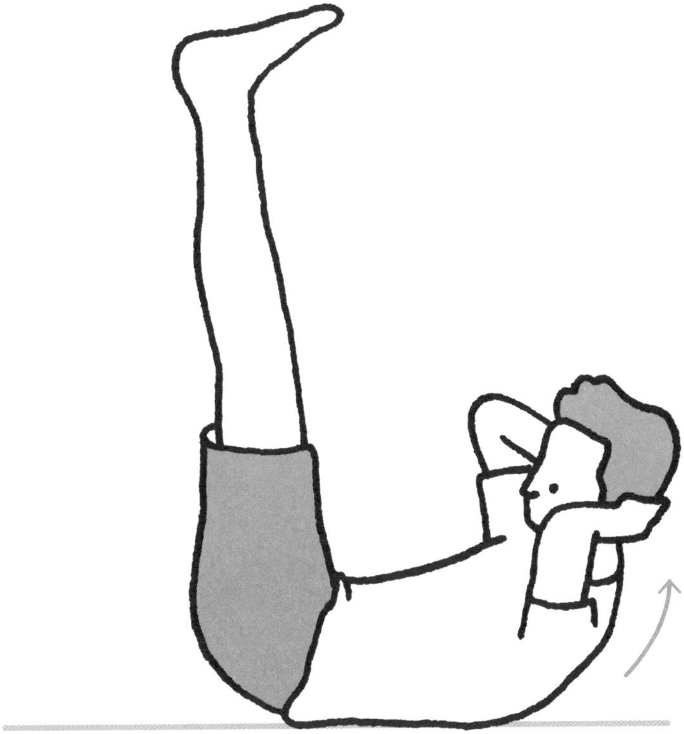

2

把腿伸直，同時彎曲背部起身，讓肩胛骨離開地板，再慢慢恢復原來的姿勢。

CHALLENGE!

提升強度

用兩腳夾住平衡球，以同樣的方式進行訓練。訓練的強度會因加了平衡球的重量得到提升。

腹直肌鍛鍊

Level 5

V down

10～20次 **2～3個循環**

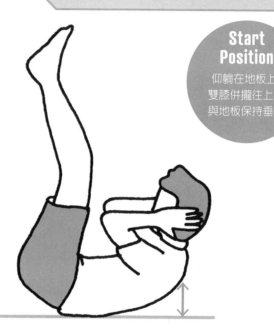

Start Position

仰躺在地板上，
雙膝併攏往上抬，
與地板保持垂直。

1

輕輕彎曲膝蓋，
把兩手放在後腦
杓，彎曲背部把
上半身挺起來。

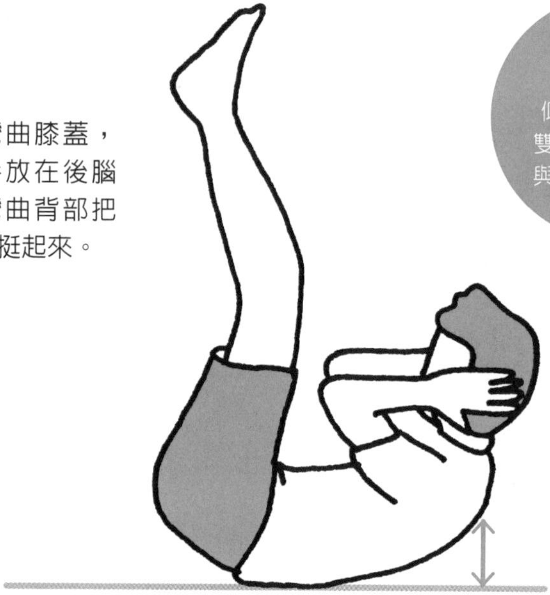

✕ 把雙腿放下來的時候，不可讓上半身躺在地板

要一直保持挺起上半身的姿勢。把腰部平貼在地板上，不要讓腰椎和地板之間留下過多空隙。

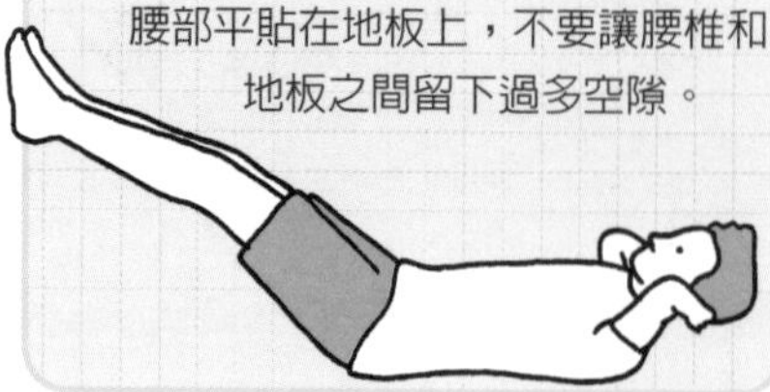

腹直肌

從肋骨下方一路延伸到恥骨的成對肌肉。負責執行腰椎彎曲的動作，縮短肋骨和恥骨的距離。另外，左右兩邊的腹直肌，也各自負責腰椎的左右彎曲。

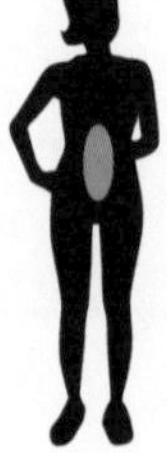

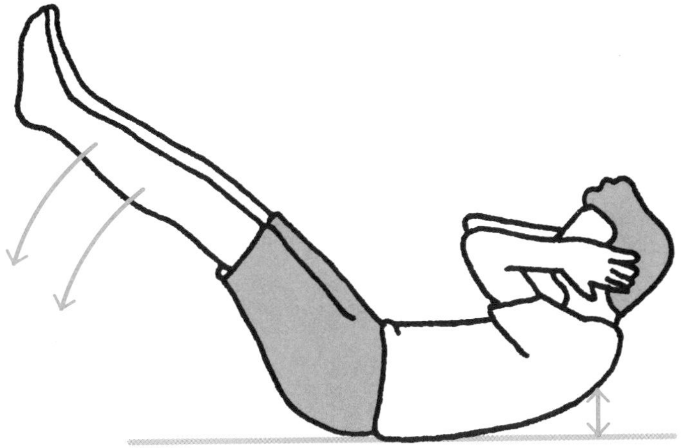

2

保持上半身挺立的姿勢，也不要改變膝蓋的角度，慢慢地把懸空的雙腿放下來。

3

直到腳跟快碰到地板就停止，恢復原來的姿勢。

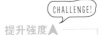

CHALLENGE!

提升強度▲

如果覺得基本動作的強度不夠，可以用雙腳夾住平衡球再做。

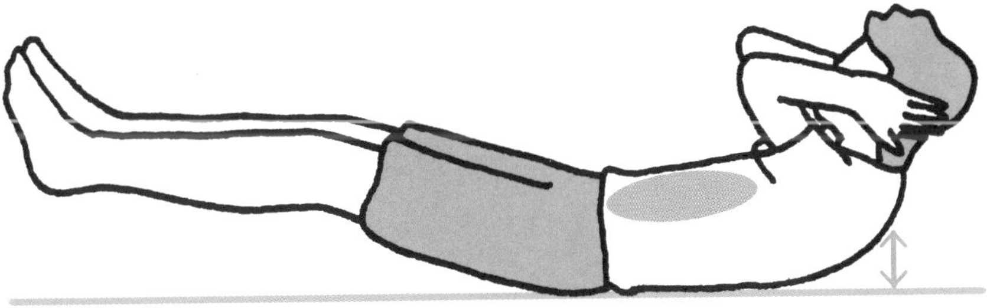

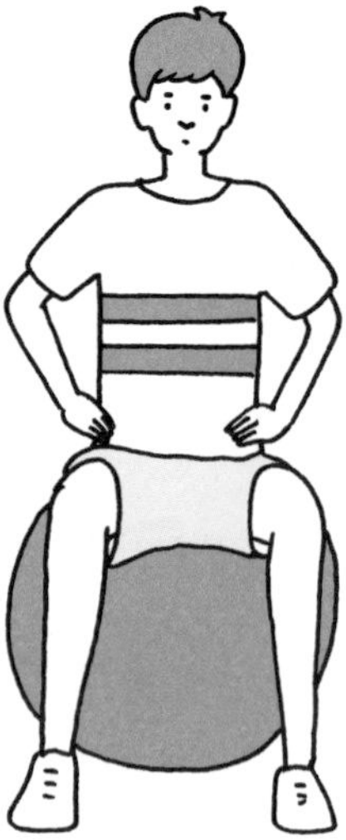

LIFE STYLE ▶▶ 1

藉由道具的輔助，更容易感覺到腹橫肌的存在

體幹鍛練的動作，大多數要承擔的重量只有自己的體重，但**有時候也可以借助道具的輔助，讓動作做得更加確實**。

其中較具代表性的包括平衡球和迷你平衡球（直徑約爲20～25cm的小平衡球），後者有時候也稱爲小球。類似平衡球的道具還有充氣平衡墊、滑行盤等。充氣平衡墊的外型如同一般坐墊，坐上去以後，身體會往前後和左右移動。它的作用是鍛鍊平衡感，進而強化體幹。最普遍的用法是以它取代一般辦公椅用的椅墊，但也有其他幾種用法，例如雙腳站在上面以訓練身體的平衡感，或以單腳站立和跪姿訓練。

另外，市面上也有販售綁在腰上，可強化核心肌群的健身腰帶。綁上健身腰帶後，如果腹橫肌確實出力，就能有效鍛鍊這條天然束腹，但腹橫肌一旦鬆弛無力，就無法發揮天然束腹的保護力了。

另外還有用於器械皮拉提斯的核心床、在天花板等處裝設一條訓練繩即可運動的懸吊訓練（簡稱爲TRX）。

LIFE STYLE ▸▸ 2

只要體幹保持安定，就算姿勢改變，也不會產生很大的折耗

隨著醫學和生理學的進步，訓練的理論也持續進化。目前在我們體能訓練師之間的主流意識形態是**尊重選手原有的姿勢**。

不論是馬拉松運動員還是網球運動員，只要是累積一定競技經驗的人，即使程度有異，都會有一些自己特有的姿勢。舉例而言，從馬拉松比賽的現場直播畫面上，有時候會看到一大群跑者當中，有些人的姿勢特別與眾不同，像是某一邊肩膀下垂，頭也歪一邊。以往的主流想法是應該要矯正這些獨特姿勢。因爲從力學的角度來看，某一邊肩膀下垂是效率很差的跑步姿勢。

透過ＣＧ解析，目前已經完全掌握對人體而言，什麼是最有利於力量傳遞的理想跑步姿勢。直到幾年前，透過電腦分析選手的動作，再把現有姿勢對照此理想姿勢，並進行修正一直都是主流。因爲業界的想法是只要把姿勢調成最有效率的姿勢，運動表現當然會得到提升。

姿勢與眾不同的選手，並不是接受指導之後，才形成這樣的姿勢。不管本人是否有意識到這一點，總之，這樣的姿勢對他個人而言才是最合適的姿勢。

原因在於骨骼。姿勢取決於骨骼的形成，而骨骼的形成條件，取決於肌肉的平衡狀態。簡單來說，如果肌肉處於失衡狀態，就會形成各種獨特的姿勢。

目前業界的共識是承認骨骼的形成因人而異，所以不再把重點放在如何達到肌力的均衡，而是**針對骨骼的特質，量身訂做出最適合的訓練方式，以達到肌肉平衡的理想狀態**。

體幹之於穩定的姿勢

事實上，就我所見，愈是實力頂尖的運動員，愈容易出現獨特的姿勢。以職業棒球界而言，球員的打擊姿勢和投球姿勢，並沒有所謂的標準姿勢，每個人都不盡相同。例如曾經活躍於美國大聯盟的野茂英雄投手，就是以龍捲風式投球爲其特色。

特殊的姿勢就理論上會造成不利，但實際上，靠著特殊姿勢而揚名國際體壇的頂尖運動員多得不計其數。如果基於就理論上，特殊的姿勢會降低運動表現的理由而要他們勉強矯正姿勢，反而會使成績不如預期。

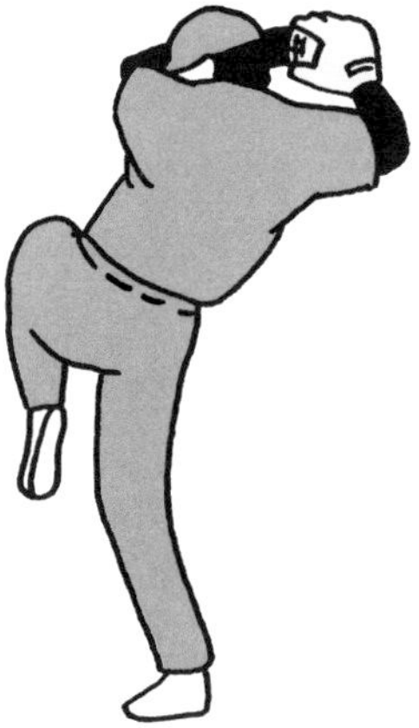

因此，能不能看出一個選手是不是有哪些特殊姿勢，就取決於身爲體能訓練師的我們，是不是具備精準的眼光了。不僅如此，一個稱職的體能訓練師，不但得清楚選手有什麼樣的特殊姿勢，還要根據他的動作設計出專屬的訓練課表。不過，雖然要尊重選手的個人特質，但如果他的特殊姿勢會引起疾病或容易發生運動傷害，那就另當別論了。會有這種情形發生，表示這個姿勢存在著某些問題，需要想辦法改善。這時的作法並不是要大幅度更改現有的姿勢，但也會努力達到肌力均衡，以避免疼痛產生。

有關特殊姿勢，有一點很重要。也就是**唯有保持體幹安定，才有可能應付任何特殊姿勢**。體幹弱的人，即使做了特殊的動作，也很難把現有的表現再往上提升，反而要承受運動傷害的風險。簡單來說，鍛鍊體幹有助於動作的穩定，但並不保證姿勢一定很漂亮。

LIFE STYLE ▶▶ 3

以「坐骨」坐下來可預防腰痛

前面已經提到，腰痛的發生源自於腰椎失去原有的生理弧度（↓45頁）。尤其是久坐辦公室而腰痛的人，更有可能因坐姿不良，改變了腰椎的生理弧度。

爲了預防腰痛，從坐姿下手也是很重要的一部分。這時的重點在於**坐的時候要意識到坐骨的存在**。說到坐骨的位置，只要各位把手放在左右兩邊的屁股和大腿的交接處，就會摸到兩塊硬硬的骨頭。這兩塊就是位於骨盆最底部的坐骨。請各位坐下的時候，務必把坐骨坐在椅面上，好讓坐骨承載體重。

人在疲勞的時候，就會不自覺地駝背，變成骶骨坐在椅面上。所謂的骶骨，就是位於骨盆中心，支撐背骨的骨頭。各位只要用手觸摸兩片屁股縫隙的正上方，就可以摸到硬硬的骨頭，那就是骶骨。**當骶骨坐在椅面上的時候，代表骨盆往後傾**。如果一直維持這樣的坐姿，就會改變腰椎的生理弧度，自然也可能引起腰痛。

對因爲工作的關係，需要久坐的人而言，挑選一張合適的辦公椅很重要。有些講究一點的辦公室，甚至會挑選符合人體工學所設計的辦公椅。這類辦公椅的賣點，就是能減輕

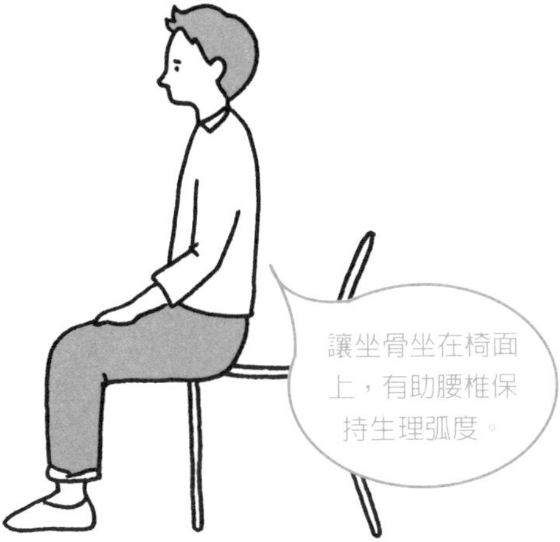

腰部負擔，即使坐的時間長也不容易疲勞。

雖然這類椅子的設計能夠維持腰椎的生理弧度，避免腰部承受過重的負擔，但是，**光是仰仗椅子的保護，負責讓腰部維持正常生理弧度的肌肉還是無可避免地會出現衰退，也無法保持必要程度的肌力**。這種情形很像腰痛發作的時候，如果只靠護腰舒緩疼痛，久了會使腹部的肌肉變得無力。總之，不論是椅子或護腰都一樣，請各位不要因爲覺得有效就過度使用。

如果辦公室使用的是一般的椅子也一樣，當自己坐下的時候，請記得確認左右的坐骨是不是確實坐在椅面上。

另外也很推薦各位在坐在椅子上的時候，在椅背和腰部之間塞一顆迷你平衡球。如此一來，骨盆自然會往前挺，有助腰椎恢復或維持自然的生理弧度。在習慣之前，會用到平時不常出力的肌肉，所以有可能會覺得疲勞或肌肉痠痛。遇到這種時候，可以先把平衡球拿出來，等一段時間再試試看。

要當心太軟的沙發

習慣坐軟沙發，而且一坐就很久的人，有容易腰痛的傾向。坐在軟沙發，會讓身體因重力往下陷，徒增腰部的負擔。而且一定會造成駝背，讓骶骨坐在椅面上。

在這種狀態下吃東西或喝飲料，上半身的脊椎也會跟著彎曲，對腰部造成更沉重的負擔。就身體的結構而言，如果我們長時間坐在沙發上看電影，看完以後覺得腰痠背痛，是理所當然的事。

對於把「結束忙碌的一天之後，坐在沙發看電視」視爲至樂的人來說，「坐在沙發看電視」無疑是爲了紓壓的寶貴時間。所以，我要建議各位的不是戒掉這個習慣，而是試著做到以下兩點：包括**「務必讓坐骨坐在椅面上」「決定坐的時間上限」**。或是不要坐在沙發上，改成躺在沙發上也可以。躺下來可以減輕椎間盤的負擔，有助於預防腰痛。

最理想的情況是在選購沙發時，懂得挑選材質偏硬的款式，而不是過於柔軟的沙發。

LIFE STYLE ▸▸ 4

一段時間過後，肌肉會再度變得緊繃

按摩可以放鬆緊繃的肌肉。很多人在接受按摩之後，都有通體舒暢的感覺，連腰痛也減輕許多。

日文用「手当」表現治療疾病的行爲，如同字面上的意思，這個單字的語源和「把手放在上面」的行爲有關。姑且不論科學根據的有無，讓別人把手放在自己身上，確實會讓某些人感覺很溫暖，能帶來穩定情緒和放鬆心情的效果。正因爲如此，自古以來，日本人才會一直把手当視爲治療行爲。

前面已經提到，壓力是誘發腰痛產生的原因之一。如果按摩能夠使肌肉放鬆、消除壓力，絕對是值得推薦的有效治療法。

美中不足的是，按摩帶來的放鬆效果，並不是永久持續，只要經過一段時間，肌肉又會變得緊繃。如果想打造不容易產生腰痛的身體，最好的方法還是加強鍛鍊包括腹橫肌在內的核心肌群。

原因在於只要透過鍛鍊腹橫肌，讓身體穿上天然的護腰，只要肌肉不消失，效果就能一直維持。總之，我建議各位鍛鍊體幹以獲得根本的解決之道，同時利用按摩達到消除壓力的效果。

想要完成全馬，必須鍛鍊出能夠連續跑40km以上的體幹❷——需要將體幹鍛鍊至何種程度才夠？

對選手而言，需要把核心肌群（體幹）鍛鍊至何種程度，依競技的距離長短而定。如果是跑1萬公尺的選手，他的體幹力只要維持10km就已足夠；如果是參加全馬的選手，他就必須具備能夠維持40km以上的體幹力。

換句話說，如果選手的體幹力無法滿足比賽所需，當務之急就是進行強化體幹的訓練，相反地，如果選手的體幹力量已經全面提升，教練也可以做出不需要繼續強化的判斷。

以我個人指導大學田徑社的經驗來說，有時候我也會這麼判斷：「這位選手的體幹已經練得很到位了，可以不必再加強了」。

參加箱根驛站的選手，1區間跑的距離大約是20km左右。既然如此，體幹力不足以跑完20km的選手，就專心訓練體幹，其他選手若行有餘力，就做做體幹訓練以外的拉筋和肌力訓練，以上是我身為指導教練的真實想法。但是大學的作法是撥出時間進行補強訓練，而且原則上每個隊員都要參加。

上述內容雖然有些離題，但我想表達的重點是，一個人需要的體幹力，本來就因人而異。如果室內足球的選手，希望自己具備能撐完1場比賽40分鐘的體幹力，就必須依照競技的特性強化體幹；想要挑戰全馬的人，就必須以異於室內足球選手的方法鍛鍊體幹。

至於訓練的難易度和項目，可以先請教指導教練。各位至少要記住一點，體幹的鍛鍊固然很重要，但絕對不是練愈多愈好。

PART 5 透過飲食提升鍛鍊體幹的效果

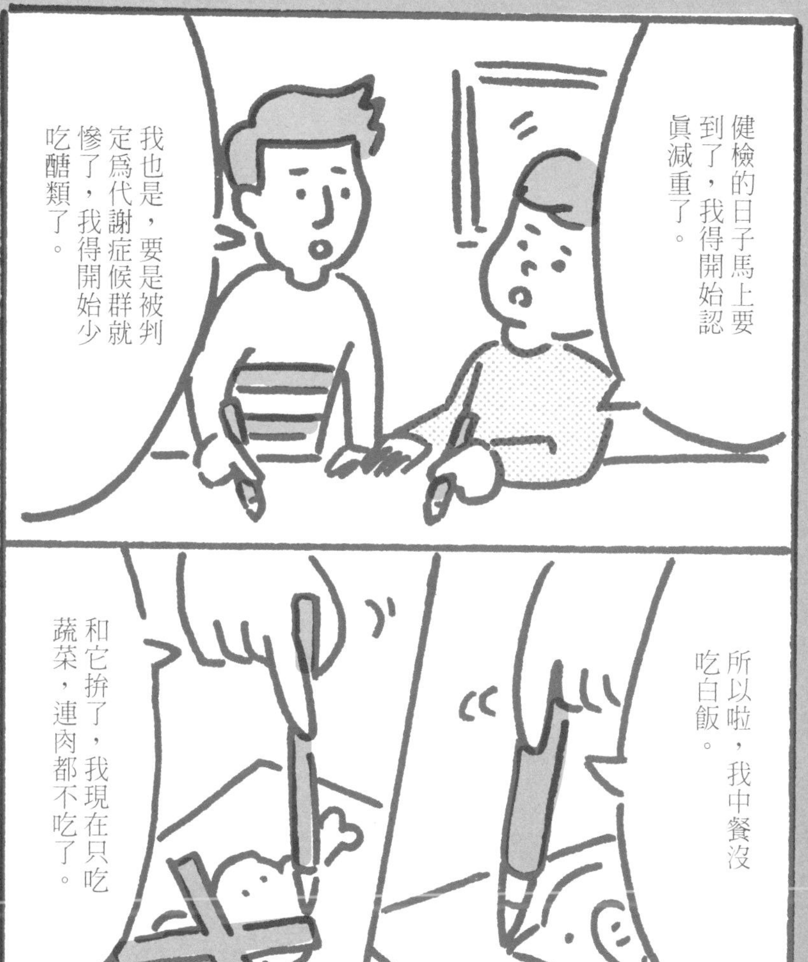
健檢的日子馬上要到了，我得開始認眞減重了。
我也是，要是被判定爲代謝症候群就慘了，我得開始少吃醣類了。
所以啦，我中餐沒吃白飯。
和它拚了，我現在只吃蔬菜，連肉都不吃了。

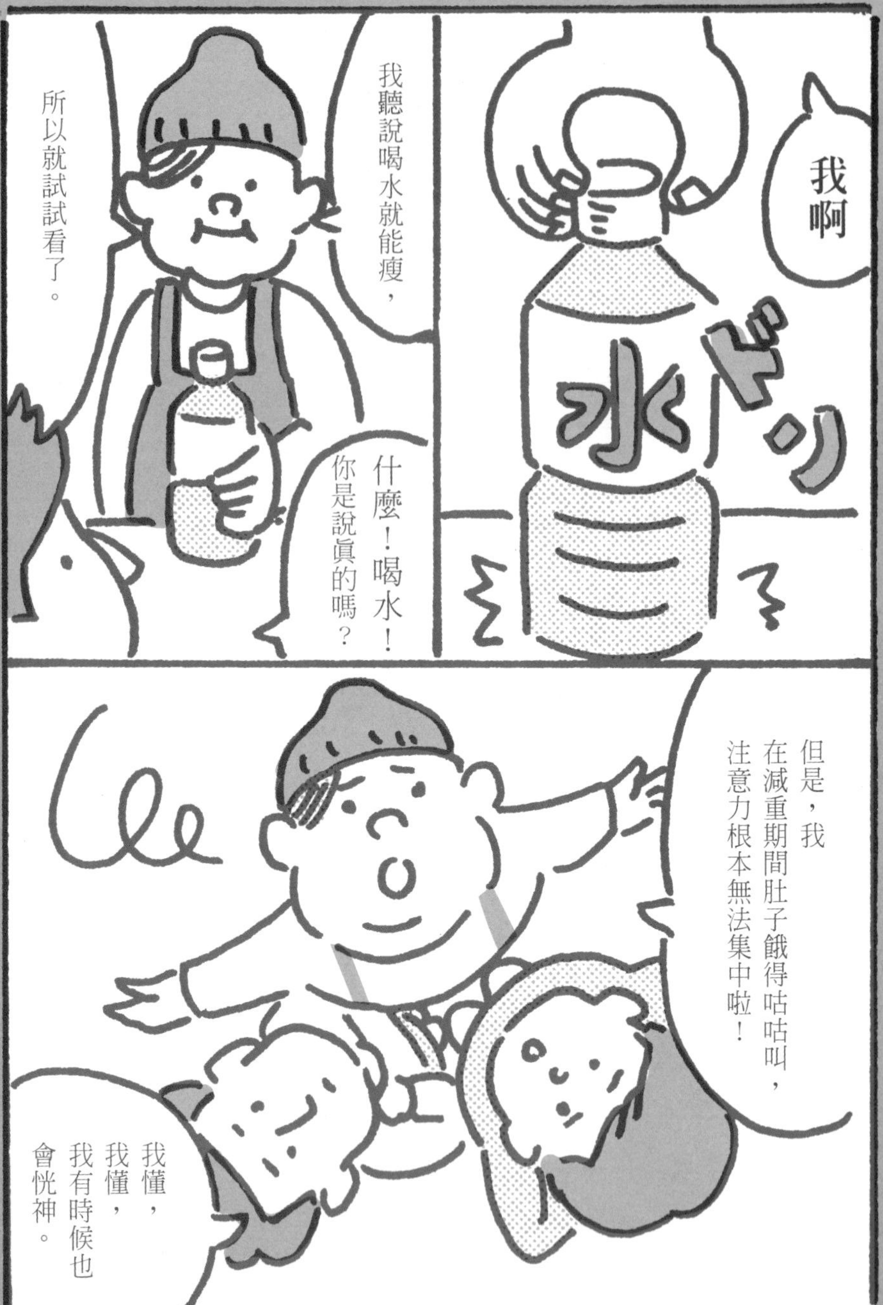
我啊
水
我聽說喝水就能瘦，
所以就試試看了。
什麼！喝水！
你是說真的嗎？
但是，我
在減重期間肚子餓得咕咕叫，
注意力根本無法集中啦！
我懂，
我懂，
我有時候也
會恍神。

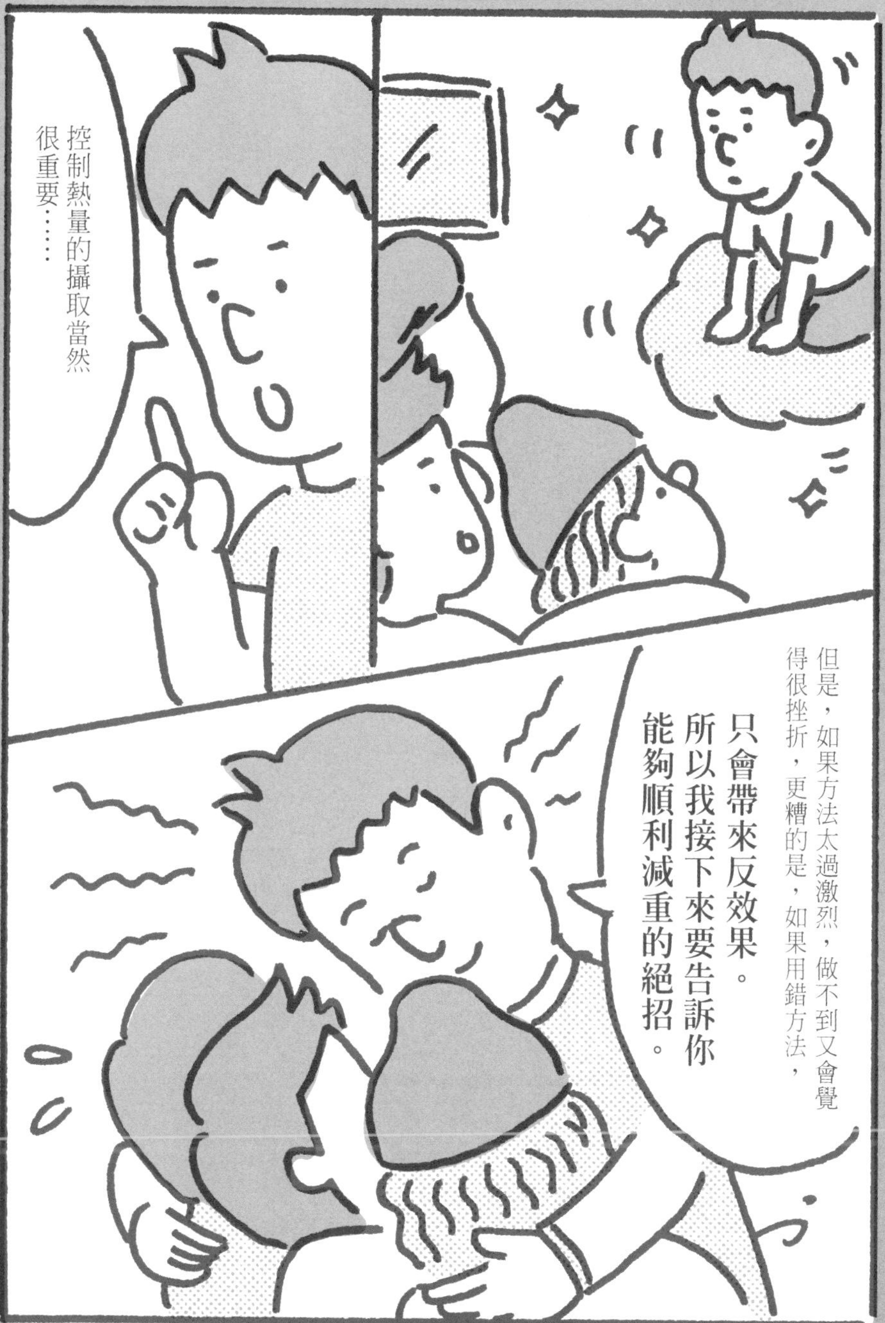
控制熱量的攝取當然很重要……
但是，如果方法太過激烈，做不到又會覺得很挫折，更糟的是，如果用錯方法，
只會帶來反效果。
所以我接下來要告訴你能夠順利減重的絕招。

不用勉強自己，就能控制熱量攝取的「1天14品項法」

前面已經提過，即使努力鍛鍊體幹，但只要攝取的熱量超過消耗的熱量，想要消除凸出的小腹還是緣木求魚。爲了消除日積月累的體脂肪，控制熱量的攝取是必要條件。本章爲各位介紹的是如何以健康的方式，控制熱量攝取的方法。如果覺得有哪些是「我應該辦得到」的方法，請務必挑戰看看。

首先是「**1天14品項法**」。正如字面上的意思，這個方法就是一天要攝取14種食物，每種1天只吃1次。不過，米飯和麵包等主食類不在此限，不必1天只吃1次。

原則上，吃過1次的食物，當天就不能再吃第2次。舉例而言，假設中午吃了炸豬排，晚上就少吃肉。只要確實執行這個簡單的原則，自然可減少攝取的熱量，而且營養也變得更均衡了。另外，已經養成某些飲食習慣，例如「早上喝咖啡配巧克力」「午餐吃鹹麵包」的人，原本1餐吃的品項有限，但一旦開始執行這個方法，爲了達成目標，每天的飲食內容應該也會變得多樣化。甚至連原本沒有習慣吃早餐的人，也可能因此發現從1天3餐吃到14種食物，確實對身體更好。

1天14品項法

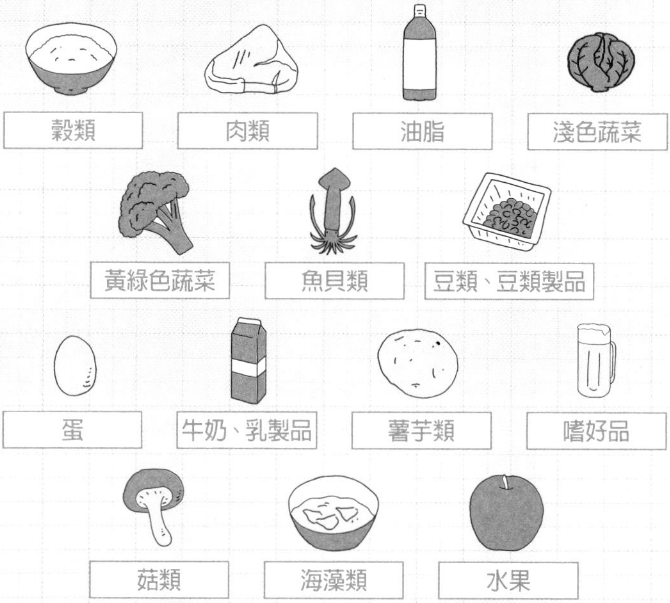
穀類
肉類
油脂
淺色蔬菜
黃綠色蔬菜
魚貝類
豆類、豆類製品
蛋
牛奶、乳製品
薯芋類
嗜好品
菇類
海藻類
水果

舉例而言，假設有些人習慣早上吃麵包搭配荷包蛋、牛奶、蘋果。這麼一來，這一餐等於攝取了穀類、蛋類、乳製品、水果這4個品項。在接下來的1天，要吃的食物剩下10個品項。

接著，午餐吃了烤魚定食。定食的內容包括白飯、烤魚、高麗菜絲沙拉、沙拉醬汁和海帶芽味噌湯。等於完成了穀類、魚貝類、油脂類、海藻類這4個品項，剩下6個品項。

晚餐的菜單包括涼拌豆腐、啤酒、馬鈴薯燉肉、油醋拌菇。吃下這餐，可以攝取到豆．豆類製品、嗜好品、肉類、薯芋類、黃綠色蔬菜（馬鈴薯燉肉裡的紅蘿蔔）和菇類，順利達成6個品項的目標。

「1天14品項法」的重點在於意識到飲食的均衡

在執行「1天14品項法」的過程中，請各位務必注意以下幾點。首先是**油脂的攝取方式**。在我們的日常生活中，經常攝取到的油類包括醬汁、美乃滋、炸物、奶油、橄欖油等。

舉例而言，假設午餐吃了炸物，那麼晚餐的沙拉就不能加醬汁或美乃滋。油類帶來的隱憂是我們很容易攝取過量卻渾然不知。調味油的熱量很高，1g有9大卡。所以，如果午餐吃了炒青菜，晚上就要改變烹調方式，例如清蒸，可以不必放油。

有些餅乾和蛋糕添加的奶油含量也多到驚人；經常外食的話，實際吃下肚的調味油和奶油可能會多到超乎想像。建議各位在點餐之前，最好先想像一下這些餐點的製作過程。

其次是**嗜好品**的問題，酒精和零食等都屬於嗜好品。一天的飲酒次數超過2次，或是三餐飯後都要吃零食的話，一定會攝取過多的熱量。話說回來，從減輕壓力的觀點來看，如果能克制自己淺嘗即止倒是無妨。咖啡和紅茶等含有咖啡因的飲料，一般也被歸類爲嗜好品，不過，只要不加糖和牛奶，幾乎沒有熱量，所以可以不列入計算的範圍。

1天14品項的食材範例

穀類	白米、糙米、麵包、麻糬、義大利麵、烏龍麵、蕎麥麵、油麵、麵線等
肉類	牛肉、雞肉、豬肉、臘腸、火腿等
魚貝類	魚、花枝、章魚、蝦子、牡蠣、蜆仔、海蜇皮等
豆類豆類製品	四季豆、黃豆、豌豆、豆腐、納豆、豆漿、豆皮等
蛋	生蛋、煎蛋、皮蛋、蛋豆腐、蛋白等
牛奶、乳製品	牛奶、起司、優格等
黃綠色蔬菜	番茄、甜椒、青椒、紅蘿蔔、青花菜等
淺色蔬菜	白菜、萵苣、洋蔥、蕪菁、白蘿蔔等
菇類	鴻禧菇、舞菇、滑菇、香菇等
薯芋類	馬鈴薯、地瓜、蒟蒻、山藥等
藻類	海帶芽、海苔、羊栖菜等
水果	柳橙、香蕉、奇異果、葡萄柚、蘋果等
油類	沙拉醬汁、炸物、橄欖油、奶油等
嗜好品	酒精、巧克力、蛋糕、餅乾等

接著針對一些比較細部的問題進行說明。例如蕎麥涼麵附帶的海苔絲和蔥花等，雖然份量都只有一點點，是否也要列入海藻類和淺色蔬菜的品項計算呢？我想，應該要依個別情況來決定。如果吃下去的份量很少，對營養上的影響微乎其微，所以不需要列入計算，但如果想列入計算也無妨。當然，如果只吃了相當於佐料的份量，就營養的攝取而言並不足夠，不過我相信也不會有人每天只靠蔥花之類的佐料，當作補充蔬菜的來源。如果發現今天蔬菜吃得少，記得明天多吃一點補回來就可以了。

1天14品項法，絕對不是沒有彈性、不知變通的方法。最終目的是改善飲食攝取上的偏差，達到飲食均衡，避免過食肥胖。

讓控制飲食變得更輕鬆的計點式① 穀類3

在第一階段執行，可避免攝取過多熱量的「1天14品項法」，是身為體能訓練師的我，可以拍胸脯保證，絕對值得推薦的方法。我自己也會每天計算，一整天下來是不是吃滿了14個品項的食物。

不過，在我指導的個案當中，也有人在嘗試14品項法之後備感挫折。原因似乎是1天之內非要吃到14種食物的規則，讓他覺得有壓力。因此，以下為各位介紹效果雖然略遜一籌，但執行上更方便簡單，也可以控制熱量攝取的4個點數計算式。

首先是「**計點式① 控制熱量攝取的『穀類3』**」。

完全不攝取穀類，或是攝取過量都是問題。若想在兩者之間取得平衡，控制熱量的攝取，不妨參考「穀類3點式」。

這種飲食方式把一碗普通飯碗的飯當作「1點」，規則是「**1天不可超過3點**」。

「一碗普通飯碗的飯」，份量大多是40～70g。之所以會有這樣的落差，原因在於男性和女性、老人家與小朋友，每天所必須攝取的熱量都不一樣。

點數計算式❶ 穀類3

點數	食物	份量
1點	白米	普通飯碗1碗（40～70g）
	糙米	普通飯碗1碗（40～70g）
	烏龍麵、蕎麥麵、壽司	1人份
1.5點	義大利麵	1人份
	吐司	1片
2點	蓋飯	1人份
	拉麵	1碗
	咖哩飯	1杯

※把普通飯碗1碗份量的飯當作1點計算，一天最多不可超過3點。

不論是早中晚各吃1碗飯，還是單獨1餐吃3碗飯都可以，但上限就是3碗。只要吃滿3碗飯，就不能再吃第4碗。如果能夠把穀類放在早中晚三餐平均攝取，自然再理想不過，但即使沒達到這一點，只要確實遵守不超過3點的原則就沒問題。除了白飯，1碗糙米飯（40～70g）也是當作1點計算。

簡單好計算，所以能夠一直持續

穀類除了白米和糙米，還有其他許多種類。我們平常吃的烏龍麵、蕎麥麵、拉麵、義大利麵、麵包等，都是穀類。如果吃了，也要當成1點計算。

基本上，所有的穀類都是1碗當作1點計算，1碗就是1人份。一盤蕎麥涼麵，或是1碗只淋了醬汁的烏龍麵都是1點。有關穀類的內容與點數換算，請各位參照上表。

舉例而言，假設有人早餐吃了一碗白飯（1點）、午餐吃了一盤蕎麥涼麵（1點）、晚餐吃了1人份的壽司（1點）。一天下來，總共吃了3點。

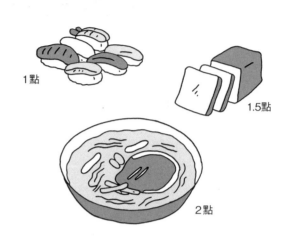

1點

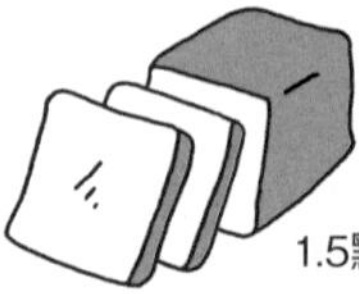

1.5點

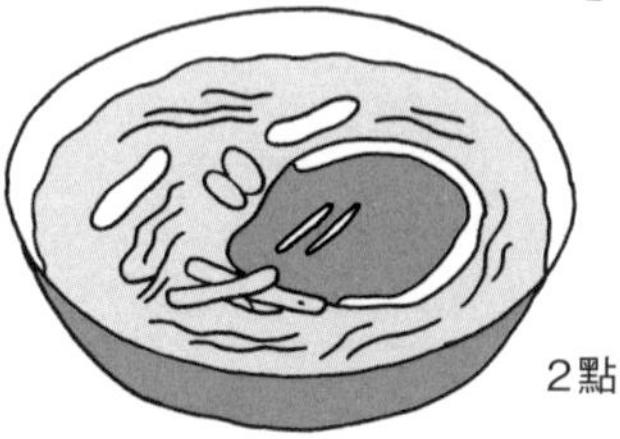

2點

另外要稍微注意的是，義大利麵（1人份）或吐司（1片）要當作1．5點。假設早餐吃了1片吐司（1．5點），午餐吃了義大利麵（1．5點），這樣就已經達到3點，表示晚餐就不能再吃穀類了。

最需要注意的是蓋飯等熱量很高的米食料理。**豬排蓋飯和親子蓋飯的飯量都很多，所以一碗要算2點。拉麵和咖哩飯也是2點。**

舉例而言，假設早餐吃了1片吐司（1．5點），午餐吃了豬排蓋飯，這樣就吃下了3．5點，已經超標。尤其是男性，有時候吃了一碗豬排蓋飯以後，又點了一份蕎麥涼麵。如果這麼吃就達到3點了，表示今天之內不能再吃穀類了。

另外，有些餐廳在午餐時段會推出蕎麥麵搭配迷你蓋飯的套餐，而一碗迷你蓋飯差不多是1．5點。或者也可以採用把半碗普通飯碗的飯當作0．5點的方式計算。

穀物3點式並沒有把拉麵和豬排飯等料理視爲禁忌。如果眞的很想吃拉麵也無需忍耐，只要在其他兩餐少吃穀類，讓總數不要超過3點就沒問題了。

計點式❷

蛋白質 3

①牛、豬、雞肉

牛肉、雞肉、豬肉、香腸、火腿等

②魚

魚肉、花枝、章魚、蝦子、牡蠣、蜆仔、海蜇皮等

③蛋兩顆、乳製品

生蛋、煎蛋、皮蛋、蛋豆腐、蛋白等
牛奶、起司、優格等

控制熱量攝取，又能增加肌肉的計點式❷ 蛋白質3

第2階段要執行的是蛋白質的攝取法。內容包括以下3項：

①牛、豬、雞肉
②魚
③蛋兩顆、乳製品

只要確實攝取上述3項，就能替身體補充優質蛋白質。作法是一天只吃一次①和②。從①的牛肉、豬肉、雞肉之中3選1就算一次。

舉例而言，如果早餐吃了培根，代表午晚兩餐都不能吃肉，所以自己得稍微衡量一下，到底這1天要在哪一餐吃肉，而且要選哪一種。這麼一來，有人可能就不會選火腿蛋當早餐了，以免浪費寶貴的吃肉額度。而且選擇火腿蛋的話，等於同時達成①的豬肉和③的蛋，這樣午晚餐能選擇的菜色就會受到限制。若想換成1天吃兩次魚也不行。③的「蛋兩顆」，可以分成兩餐吃，每餐吃1顆。

至於乳製品的份量，倒是沒有嚴格的限制。即使早餐已經喝了牛奶，到了晚餐想再吃點優格也沒有問題。不過份量還是要有節制，例如「一次喝一公升牛奶」就太多了，請記得保持適量攝取的原則。

提升飽足感的
計點式❸
礦物質、食物纖維3

計點式❸

礦物質、食物纖維 3

① 菇類

鴻禧菇、舞菇、滑菇、香菇等

② 海藻類

海帶芽、海苔、羊栖菜等

③ 薯芋類

馬鈴薯、地瓜、蒟蒻、山藥等

在執行了計點式❶與計點式❷，分別抑制了碳水化合物的攝取量與限制蛋白質的攝取之後，相信一定有人還是會覺得肚子很空虛吧。為了彌補這一點，接下來請看看如何攝取以下3種食品。

①菇類

②海藻類

③薯芋類

在這3類食品當中，**①菇類和②海藻類的攝取量沒有限制**。這兩類食品不單富含礦物質和食物纖維，吃了能減少熱量攝取，可說一舉兩得。不過必須注意的是，有些烹調方式會使菇類的熱量增加。所以，假設這餐吃了奶油炒香菇，下一餐要改變調理方式，例如煮成清湯等，以避免攝取的熱量增加。

至於③**薯芋類**，我想只要**1天吃一個**地瓜或馬鈴薯，應該就有飽足感了。薯芋類魅力是幾乎不含脂肪。尤其是馬鈴薯，還具備內含的維生素C，即使經過加熱也不易流失的優勢。

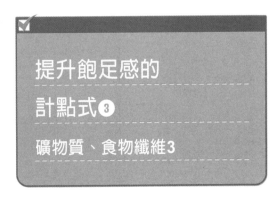

能夠有效率地攝取維生素 計點式④ 蔬菜2

有些人基於蔬菜有益健康的理由，刻意大量攝取。其中甚至有人只吃蔬菜，幾乎完全不吃魚也不吃肉。

透過攝取蔬菜爲身體補充礦物質、維生素、食物纖維確實很重要。但是，不論再好的食材，若是單獨大量攝取，久了一定會造成營養失衡，除了導致身體發胖，甚至也可能危害健康。

蔬菜幾乎不含蛋白質，所以**只吃蔬菜的人，即使做了運動，肌肉量也不會增加**。爲了打造健康的身體，要均衡攝取蛋白質、脂質、醣類三大營養素是必備條件。另外，從補充維生素和礦物質的觀點而言，除了蔬菜，海藻類和水果也是很好的補充來源。

攝取蔬菜時，請各位遵守下列兩項原則：

①攝取黃綠色蔬菜的順位優於淺色蔬菜。
②積極攝取深綠色蔬菜

蔬菜可大分爲淺色蔬菜和深色蔬菜兩種。淺色蔬菜的顏色較淺，包括萵苣、小黃瓜、白菜、白蘿蔔和高麗菜等。

黃綠色蔬菜是顏色比較深的蔬菜，包括番茄、青椒、花椰菜、菠菜等。

計點式❹

蔬菜 2 點

① 淺色蔬菜

白菜、萵苣、洋蔥、蕪菁、白蘿蔔等

② 黃綠色蔬菜

番茄、甜椒、青椒、紅蘿蔔、花椰菜等

以維生素的營養價值而言，**黃綠色蔬菜的含量高於淺色蔬菜，應該優先食用**。另外要注意的是，蔬菜本身也有熱量，而且不論是做成沙拉時會淋上醬汁，或者料理時需要放油，都會使熱量增加，所以吃太多一樣會有熱量超標的問題。

喝蔬菜汁解決維生素C不足的問題

目前已經證實顏色深的蔬菜，維生素C的含量比較高。舉例而言，紅色甜椒和黃色甜椒都號稱是維生素C的寶庫。紅椒的維生素C含量是每100g約有170mg，花椰菜則是約120mg。另外，和一般綠色的高麗菜相比，紫高麗菜的維生素C含量更高。

維生素C的特性是即使攝取過量，也無法儲存於體內，所以比較不用擔心過量問題。但是，根據過往的研究報告顯示，也曾有案例出現「肌肉量減少、想吐、拉肚子、腹痛」等症狀。以成人而言，每天建議攝取量約為100mg。

另外，說到蔬菜攝取的問題，「喝蔬菜汁不能取代吃蔬菜嗎？」是許多人共通的疑問。

一般在超市和超商販售的盒裝蔬菜汁，營養價值可說微乎其微。原因在於，經過加工的蔬菜，其中含有的維生素過了一段時間就會流失。所以，盒裝的蔬菜汁在運送的過程中，很可能隨著時間的經過與熱的影響，導致內含的維生素受到破壞。即使每天飲用，也絕對稱不上有益健康。

順帶一提，在超市等通路販售的盒裝沙拉，其營養價值基本上和盒裝蔬菜汁大同小異。

如果講得更清楚一點，應該是等到消費者吃進肚，這些食品都已經出廠好幾個小時了，所以攝取得到的營養相當有限。

補充蔬菜時，最大的重點在於儘量少吃加工食品。如果要喝蔬菜汁，最好在家裡現打現喝。

鍛鍊體幹需要蛋白粉嗎！？

爲了鍛鍊肌力，到底需不需要購買Protein（蛋白質）當作營養補充品呢？

從結論來說，我認爲沒有另外補充的必要。Protein是蛋白質的英文，是製造人的肌肉、內臟、毛髮、指甲、皮膚、血液和骨骼等部分的材料。

肌力訓練過後，肌肉多少會有損傷。爲了修復損傷的肌肉需要使用蛋白質，以促進肌肉生長，這就是肌力訓練會增加肌肉量的原理。

但是，如果蛋白質的量不足以供應修復受損的肌肉所需，或許就可以考慮使用營養補充品。話說回來，我們每天都會攝取蛋白質。所以，**我的結論是只要我們從日常的飲食生活中攝取足夠的蛋白質，就不需要刻意補充高蛋白粉**。

若是飲食以和食爲主的日本人，每一餐攝取的蛋白質大約是20g。1天3餐下來就是60g。如果運動的強度不會超過只有輕度肌肉痠痛的程度，1天60g就綽綽有餘了（實際情況還是因人而異）。況且，**攝取過量的蛋白質，也可能導致攝取過多的熱量**，甚至連體脂肪也增加了，請務必多加注意。

專就鍛鍊體幹而言，和腿部、胸部等部位的肌肉相比，

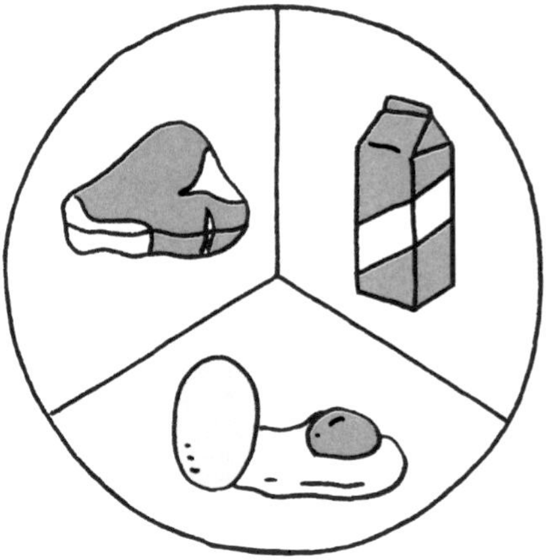

透過每日3餐可攝取蛋白質

核心肌群的肌肉量並不多。即使不仰賴高蛋白補充品，光從飲食攝取的蛋白質應該也足以應付增肌所需。相對來說，希望各位也不要以爲只要攝取高蛋白補充品，就能快速增加體幹的肌肉。首先還是從日常三餐做起，打造營養均衡的飲食習慣吧。

攝取體內無法合成的蛋白質消化率校正胺基酸評分（PDCAAS）1的食品

透過三餐盡可能攝取優質蛋白質很重要。所謂的優質蛋白質，意即PDCAAS值爲1的食品。簡單來說，就是能夠提供所有的人體必需胺基酸，以及人體吸收利用率高的食品。

蛋白質由20幾種胺基酸組成。當中有9種無法在人體內自行合成，必須從食物攝取。這種胺基酸稱爲**必需胺基酸**。這9種必需胺基酸分別是苯丙胺酸、纈胺酸、蘇胺酸、色胺酸、異白胺酸、白胺酸、甲硫胺酸、離胺酸、組胺酸。其中又以白胺酸，被視爲在合成骨骼肌時扮演著重要的角色。只要攝取白胺酸，就能有助肌肉合成。

但攝取胺基酸時要注意的問題是，攝取某種食物時，即使這種食物的其他胺基酸評分都是1，唯獨某一種只有0．4，那麼人體從這種食物能夠吸收的胺基酸就只有0．4。這也是爲何PDCAAS值爲1的食物會如此重要的原因。PDCAAS值爲1的食物包括**雞胸肉、雞柳、豬里肌、蛋、鮪魚的瘦肉、金槍魚**等。尤其是蛋，除了維生素C，幾乎囊括了所有的營養素，非常建議每天攝取。因爲蛋黃的膽固醇含量高，有些營養學家認爲一天不要吃超過2顆蛋，但我認爲各位不必過於忌諱。因爲蛋含有的卵磷脂，可抑制膽固醇的上升。另外，**牛奶**除了PDCAAS值爲1，也富含鈣質和維生素D。建議每天飲用1～2杯。

少吃肉就能讓肚子消下去！？

相信各位看了PDCAAS值為1的食物名單，一定對這一點瞭然於心：想要攝取優良蛋白質，肉類是少不了的重要來源。

說到減重，很多人都傾向於選擇不吃肉。但是，**不吃肉很容易導致蛋白質的攝取量不足，無法增加肌肉，在基礎代謝率下降的情況下，變得愈來愈容易發胖**。

目前已經得知，人體對合成骨骼肌的蛋白質胺基酸吸收能力會隨著年齡的增加逐漸減退。如果是年輕人，即使蛋白質低於7～10 g，也能夠有效刺激肌肉合成，相較之下，高齡者幾乎無法刺激肌肉合成。除非攝取25～30 g的優質蛋白質，肌肉合成的程度才能勉強達到年輕人的水準。換句話說，**即使攝取相同份量的蛋白質，年紀愈大的人，肌肉量愈不容易增加**。

近年來，出現於老化過程之中的「肌少症」逐漸受到大眾的關注。肌少症的英文是Sarcopenia，由sarco（肌肉）和penia（減少）組合而成。肌肉量一旦流失，會出現妨礙日常生活的症狀，例如時常絆倒、無法站立，而且摔倒和骨折等風險也提高了。不僅如此，罹患糖尿病、腦中風、心血管疾病的危機也會增加。

總而言之，若想維持健康的身體，一定不能不吃肉。

減醣
就能讓
肚子消下去！？

爲了減少攝取的熱量，並盡可能增加消耗的熱量，白飯和麵包等醣類食物當然不能過量。但是話說回來，人類之所以一直把米飯和麵包當作主食，自然有其理由。

尤其是白米，除了是高蛋白質食品，也含有大量醣類，是腦部的能量來源。**如果執行嚴格的減醣飲食，有可能造成低血糖，使注意力無法集中，而且肌肉量也會減少。**

醣類不足的人，即使成功減輕體重，看起來也是一臉憔悴，無法達到肌肉緊實的效果。臉上毫無光彩與活力，也因爲沒有足夠的營養運送到腦部，即使說恭維話，也稱不上健康。

人必須透過飲食攝取醣類，並將之轉換成能量，腦部才能維持正常運作。

但是，透過飲食攝取的醣類，經過幾個小時就會消耗殆盡。爲了取得能量，就會使用儲存在肝臟的肝醣。

如果肝醣都已用完還是不夠，接下來就會分解身體的肌肉（蛋白質），再轉化成葡萄糖。簡單來說，當能量不足時，蛋白質也可以轉換成葡萄糖，當作能量使用。所以，**如果大幅減少醣類的攝取，含有大量蛋白質的肌肉會逐漸減**

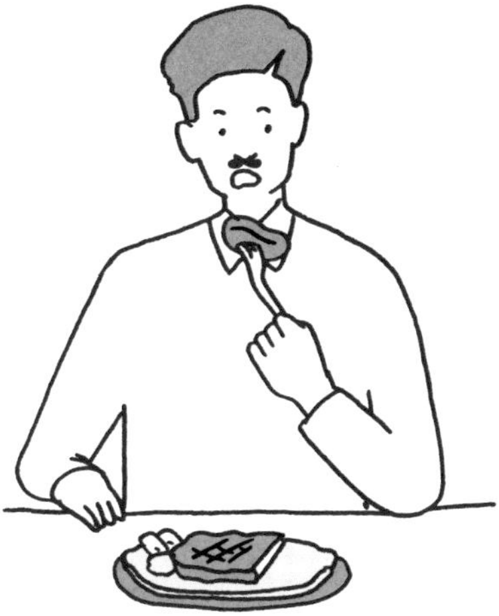

少。

如果肌肉量一直減少，即使進行肌力訓練，肌肉量也無法增加。這就是爲什麼有些人雖然很努力運動，卻很難瘦下來，肌肉量也不見增加的原因。

想要增加肌肉量，擺脫凸出小腹的話，**控制醣類的攝取是必要條件**。雖然要減少1天攝取的熱量，但還是要適度補充醣類，以及製造肌肉時不可或缺的蛋白質。

白米不是PDCAAS值爲1的食物，攝取時要有所節制。鮪魚的瘦肉、雞柳、牛肉、豬肉都是很理想的蛋白質來源。另外，比起白米，糙米是更好的選擇。建議糙米和瘦肉一起吃，可以提升讓肌肉吸收的效果。

喝很多水會讓肚子消下去嗎！？

水基本上沒有熱量，喝了不會發胖。或許因爲如此，市面上流傳著「喝水就會瘦」的說法。

但是，**喝水本身並沒有燃燒脂肪的作用，所以不能直接和「瘦身」畫上等號**。

只能說喝很多水會產生飽足感，所以能減少攝取的熱量，間接達到減重的目的。

各位必須注意的是，只喝水，造成營養失衡的人，反而有可能養成不容易瘦下來的體質。即使進行肌力訓練，肌肉量也增加得很緩慢。

另外，水喝太多，也可能引起中毒症狀，不可不愼。

人一天建議的水分攝取量大約是2公升。一口氣喝太多水，身體不容易吸收，正確的方式是「少量多次」。此外，雖然已是老生常談，但還是想建議各位，每天早上起來第一件事就是喝一杯水。因爲我們的體內在睡眠時會出現輕微脫水狀況，當血液中的水分減少，血液的濃度自然升高。補充水分可以讓血液的濃度恢復正常，啓動身體開關，展開一天的活動。**如果怠於補充水分，水分就難以從體內排出，身體容易變得浮腫**。而且血液中的水分減少，意味著血液的濃度

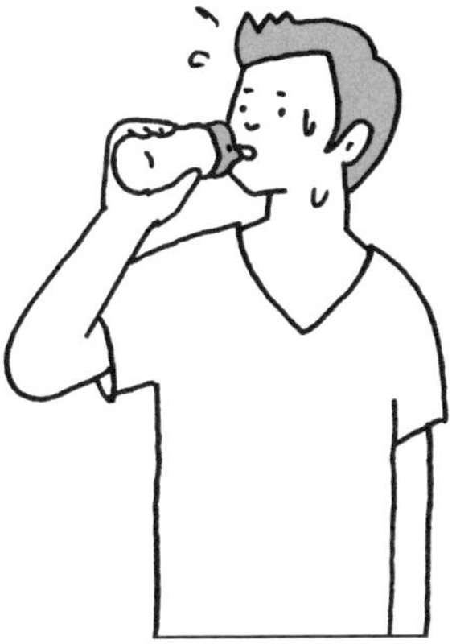

會隨之升高。請務必注意，在這種狀態下運動，容易形成血栓。

至於水溫，以6～13℃為宜。因為稍微冷一點的水較容易被身體吸收。

雖然很多人都說常溫水和白開水對身體比較好，其實，當水進入胃裡，溫度在一瞬間就會變得和體溫相同，所以建議各位對水溫不必太過講究。

市面上有各種品牌的礦泉水，種類多到琳瑯滿目，讓人不知該如何選擇。但各位只要記得，高價的水並不代表一定有益健康，只要覺得喝起來順口就可以了。

茶和咖啡都含有咖啡因，具有利尿作用，不能算是很理想的水分補充來源。

骨質疏鬆症與腰痛的關係

一旦上了年紀，骨骼的主要成分——鈣質等礦物質會流失，增加骨折的風險，這種狀態稱為「骨質疏鬆症」。腰痛的原因之一，便是因骨質疏鬆症引起的腰椎壓迫性骨折。

要預防骨質疏鬆症，攝取充足的鈣質很重要。女性更容易缺乏鈣質，需要特別留意。女性過了40歲以後，骨質會開始減少；到了更年期，隨著雌激素等女性荷爾蒙的分泌量減少，骨質流失的速度會變得更快。

說到適合缺乏鈣質的人補充的食品，首推牛奶。牛奶的優點除了含有豐富的鈣質，也富含維生素。

喝一杯牛奶可攝取約200mg的鈣質，而人體一天所需的鈣質約為800mg，所以一天喝2杯牛奶也不必擔心攝取過量。

為了補充鈣質，建議各位也可以把1大匙蝦米（約含有鈣質570mg）放入研磨機打碎，再當作飯糰的餡料或味噌湯的配料食用。

只要一喝牛奶，肚子就咕嚕響個不停的人，不妨改吃優格。不論選擇牛奶或優格，連合成骨骼時所需的維生素D也能夠一併攝取。

鈣質無法囤積在體內，沒有「昨天已經喝了很多牛奶，所以這幾天不喝也沒關係」這回事，請各位特別注意。

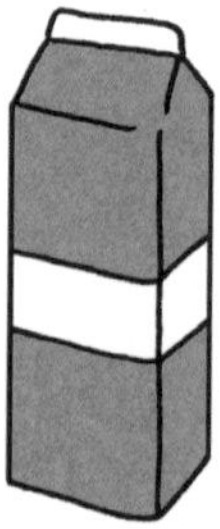

EPILOGUE

藉由核心訓練找回平衡，會讓身體變得更加強壯

「體幹」

當各位看到這兩個字時，如同字面上的意思，體幹就是「身體的軀幹」。對於靠著兩隻腳站立的我們而言，這兩個字很容易讓人產生「軀幹的力量愈強，身體就愈容易保持穩定。所以鍛鍊體幹很重要！」的印象。尤其對有運動習慣的人和有腰痛等疼痛困擾的人而言更是如此。

體幹增強後，身體的重心確實變得更穩定。但只要讀過本書的讀者應該已經了解，有關這個說法有哪些很難一概而論的部分。

舉例而言，在樹幹的周圍抹上水泥定型，乍看之下，樹幹本身確實變得更穩固，但抹上水泥這個舉動，不但對樹木的成長造成阻礙，而且對增

加當颱風等天災來襲時的耐久性也無濟於事。

回歸到訓練本身，爲了強化體幹只知拚命鍛鍊淺層肌的行爲，等於和替樹幹抹上水泥沒有兩樣。

鍛鍊深層肌，讓自己成為「不倒翁」

話說回來，如果要以治本的方法讓樹幹保持穩定，那該怎麼做呢？

以下是最萬無一失的做法：

①把鐵棒穿過樹幹之中。

②細也沒關係，把具有伸縮性的鐵絲一圈圈地繞在樹幹上。

③拉起繩子，以均等的力量固定樹幹的兩邊與前後。

如此一來，即使颱風等天災來襲，強風從四面八方吹來，應該也能避免樹木倒塌的最壞情況發生吧。

正如本書已經說明，把這個道理套用到人的身上，就是鍛鍊深層肌肉

（穩定肌）。

那麼，透過本書，我最希望傳達給各位的訊息是什麼呢？簡單來說，我希望各位問自己一個問題，也就是：「這麼久以來，我一直看著別人怎麼做，自己也跟著做的體幹訓練，會不會主要鍛鍊到的都是外側的表層肌（太腿前側、臀部、胸、肩、腹（腹直肌）等），和原本以爲的深層肌訓練根本背道而馳呢」。

因爲，非常讓人惋惜的是，以爲自己在鍛鍊核心而努力運動的人，最後發現鍛鍊到的部位與想像完全不同的情況多不勝數。

原因是鍛鍊體幹的訓練菜單，基本上有不少動作會讓身體變得不穩定，這時，理應運用身體的深層肌肉去支撐身體。但是，一開始不容易感受到深層的肌肉，難以控制得宜，所以還是不自覺地運用了表層肌以維持身體的平衡。

尤其對某些在學生時代參加社團，做了很多腹肌運動，只有鍛鍊到腹直肌的人來說，要他們感受到深層肌的存在是一件難度很高的任務。

把鍛鍊出更富活力的身體當作目標

上半身、下半身、體幹。我想強調的不是體幹有多重要，而是這3項都很重要。問題是，如果有同時強化這3項的打算，必須進行的訓練項目當然也會多出許多。

因此，一開始就想著3項都要兼顧的話，一來很容易打退堂鼓，就算開始進行，半途而廢的機率也高。即使想按照自己的步調慢慢來也無妨，重要的是持之以恆。

到了21世紀，人類已經進入「百歲時代」。請各位把增強身體活力列為目標，在不勉強自己的前提下，開始鍛鍊身體吧！

這幾年，像我們這些專門設計肌力訓練課程的「私人教練」，在日本急速增加。我想，需要我們的客群，已經不僅限於運動員，而是擴大到體育界以外的各行各業人士。會有這樣的轉變只有一個原因，那就是民眾的健康與運動意識已經抬頭。

本書所寫的內容，絕對不是什麼只有我才知道的獨家內容。我寫的都是每個體能訓練師都清楚不過，可說再基本不過的內容。

有一點很可惜的是，光靠文字和圖解向讀者傳達訓練方法，畢竟有力有未逮之處。但是，各位在閱讀本書之後，如果起心動念，想替自己找一位專屬教練，未嘗不是一個很好的選擇。

說不定各位真的能找到一位媲美人生伴侶的私人教練。我想大家不必太過緊張，只要抱著像找一位懂你的髮型設計師或造型師的心態就可以了。

2019年7月

中野・詹姆士・修一

國家圖書館出版品預行編目資料

〔圖解版〕鍛鍊體幹的正確知識：增加體幹肌肉，就能瘦小
　腹、遠離腰痛！/中野・詹姆士・修一著；藍嘉楹譯. -- 初
　版. -- 臺中市：晨星出版有限公司, 2023.11
　　面；公分 . —（知的！；222）
　　譯自：図解でわかる体幹を鍛えると「おなかが出ない」
　　「腰痛にならない」
　　ISBN 978-626-320-626-7（平裝）

　1.CST: 運動健康 2.CST: 運動訓練

411.7　　　　　　　　　　　　　　　　　　112014645

知的！222	〔圖解版〕鍛鍊體幹的正確知識： 增加體幹肌肉，就能瘦小腹、遠離腰痛！ 図解でわかる　体幹を鍛えると「おなかが出ない」「腰痛にならない」

作者	中野・詹姆士・修一
內文圖版	庄子佳奈
插畫	加納德博
譯者	藍嘉楹
編輯	吳雨書
封面設計	ivy_design
美術設計	曾麗香
創辦人	陳銘民
發行所	晨星出版有限公司 407台中市西屯區工業30路1號1樓 TEL：（04）23595820　FAX：（04）23550581 http://star.morningstar.com.tw 行政院新聞局局版台業字第2500號
法律顧問	陳思成律師
初版	西元2023年11月15日　初版1刷
讀者服務專線	TEL：（02）23672044 /（04）23595819#212
讀者傳真專線	FAX：（02）23635741 /（04）23595493
讀者專用信箱	service @morningstar.com.tw
網路書店	http://www.morningstar.com.tw
郵政劃撥	15060393（知己圖書股份有限公司）
印刷	上好印刷股份有限公司

掃描QR code填回函，
成為晨星網路書店會員，
即送「晨星網路書店Ecoupon優惠券」
一張，同時享有購書優惠。

定價350元

ISBN 978-626-320-626-7

ZUKAI DE WAKARU TAIKAN WO KITAERUTO "ONAKA GA DENAI" "YOUTSU NI
NARANAI"
Copyright © Nakano James Shu'ichi 2019
First published in Japan in 2019 by DAIWA SHOBO Co., Ltd.
Complex Chinese translation rights arranged with DAIWA SHOBO Co., Ltd.
through jia-xi books co., ltd., New Taipei City.
Complex Chinese edition copyright © 2023 by Morning Star Publishing Inc.